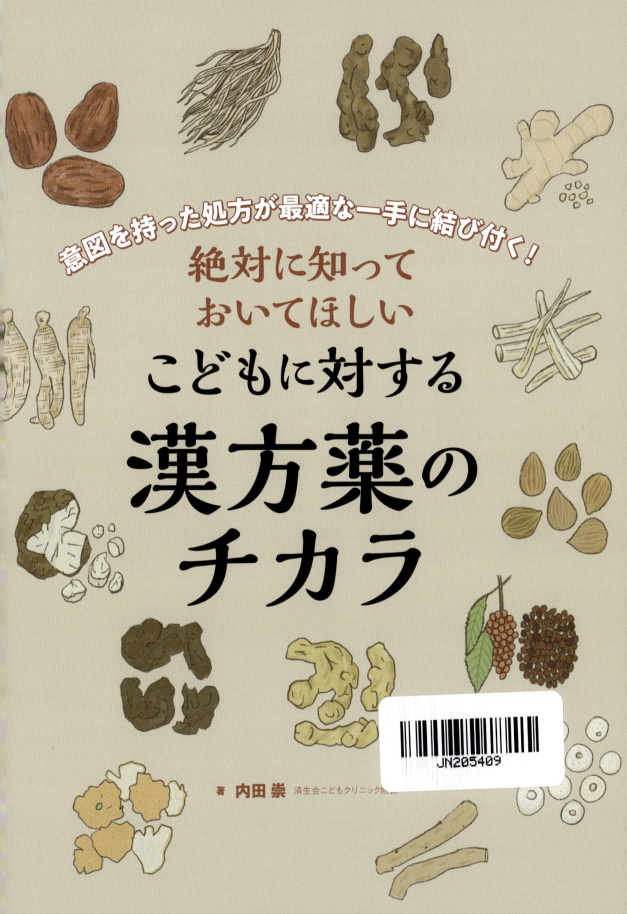

意図を持った処方が最適な一手に結び付く！

絶対に知っておいてほしい

こどもに対する漢方薬のチカラ

著 内田 崇 済生会こどもクリニック院長

MC メディカ出版

序文

「自分が漢方に興味を持つとは思わなかった」

これが今でも私が思っている率直な意見です。

失礼ながら学生時代の私は、漢方はちょっと変わった先生がやっている治療と思い軽視していました。そんな私が漢方に興味を持ったのは、現在の職場に来てからです。大学院を経て、患者さんと接することが自分の仕事のモチベーションだと感じ、済生会こどもクリニックに就職しましたが、当時のクリニックはあと3～4年で貯金がなくなりかねない状況でした。来てくれる患者さんを大事に丁寧に診察し続ければ、患者さんの数も増えると信じ、医療を続けましたが、「患者さんが来なければ自分は医師にはなれない」と痛感した時期でもあります。そうしたなかで、活路を見出したいと勉強し始めたのが漢方薬でした。

ところが、漢方薬の教科書はどれを読んでもとても難しい。さまざまな流派があり、一つの本を読んだ後別の本を読むと、根本となる考えが微妙に違い、理解が追いつかないことが続きました。そうしたなか、私を助けてくれたのは山形漢方古典輪読会でした。現在はなかなか顔を出すことができなくなりましたが、その会で簗 武郎先生（現 北村山公立病院副院長）が私に教えてくれた「構成生薬を考えながら古典を読みなさい。構成生薬が漢方を教えてくれる」という考え方がすごくしっくりときて、独学で研鑽を続けました。同時期に仙頭正四郎先生（仙頭クリニック院長）の本に出会い、ますます自分の中で漢方学が出来上がっていきました。そして、漢方学が非常に考え抜かれた素晴らしい医療であることを痛感しました。

私が漢方で得た感動を少しでも伝えたいと思い、本書を記しました。

そしてその思いのままにメディカ出版に240ページもの書物を送りつけてしまいましたが、丁寧に読んでくださり、私の文章から有り余る情熱を感じ取っていただき、出版に至ったメディカ出版の度量の深さに大変感謝しております。最後に、編集に携わっていただいた渡邊様、伝えきれない感謝の思いでいっぱいです。あなたのおかげで情熱だけでなく、人に伝わる文章になりました。

少しでも小児医療に漢方が役立つことを信じて

2024年7月

済生会こどもクリニック　内田 崇

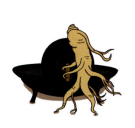

絶対に知っておいてほしい
こどもに対する
漢方薬のチカラ

目次

序文 ……………………………………………………………………… 2

第1章 なんとなく理解する漢方の基本

1	いま、なぜ漢方か ……………………………………… 8
2	漢方の基本 ……………………………………………… 15
3	「気」……………………………………………………… 18
4	「血」「水」……………………………………………… 21
5	「陰」と「陽」…………………………………………… 24
6	五臓と「気」「血」「水」……………………………… 25
7	五臓（六腑）の働き …………………………………… 32
8	五臓の陰陽 ……………………………………………… 37
9	五臓の関係：五行 ……………………………………… 40
10	小児の五臓 ……………………………………………… 44
11	表と裏 …………………………………………………… 45

第2章 実際の漢方：風邪

1-0	感冒初期に使う漢方		50
1-I	感冒初期に使う漢方	【桂枝湯】ツムラ45番	51
1-II	感冒初期に使う漢方	【麻黄湯】ツムラ27番	59
1-III	感冒初期に使う漢方	【葛根湯】ツムラ1番	64
1-IV	感冒初期に使う漢方	【小青竜湯】ツムラ19番	69
1-V	感冒初期に使う漢方	【麻黄附子細辛湯】ツムラ127番	73
1-VI	感冒初期に使う漢方	【香蘇散】ツムラ70番	78
2-I	感冒初期に使う漢方 ～特に喉が痛い風邪～	【桔梗湯】ツムラ138番	81
2-II	感冒初期に使う漢方 ～特に喉が痛い風邪～	【排膿散及湯】ツムラ122番	83
2-III	感冒初期に使う漢方 ～特に喉が痛い風邪～	【越婢加朮湯】ツムラ28番	86
2-IV	感冒初期に使う漢方 ～特に喉が痛い風邪～	【参蘇飲】ツムラ66番	89
2-V	感冒初期に使う漢方 ～特に喉が痛い風邪～	【麦門冬湯】ツムラ29番	92
2-VI	感冒初期に使う漢方 ～特に喉が痛い風邪～	【白虎加人参湯】ツムラ34番	95
3-I	感冒初期に使う漢方 ～お腹にくる風邪～	【芍薬甘草湯】ツムラ68番	99
3-II	感冒初期に使う漢方 ～お腹にくる風邪～	【桂枝加芍薬湯】ツムラ60番	102
3-III	感冒初期に使う漢方 ～お腹にくる風邪～	【小建中湯】ツムラ99番	104
3-IV	感冒初期に使う漢方 ～お腹にくる風邪～	【人参湯】ツムラ32番	106
3-V	感冒初期に使う漢方 ～お腹にくる風邪～	【桂枝人参湯】ツムラ82番	109
3-VI	感冒初期に使う漢方 ～お腹にくる風邪～	【五苓散】ツムラ17番	112
4-0	感冒が長引いてきたときに使う処方 ～基本処方～		116
4-I	感冒が長引いてきたときに使う処方 ～基本処方～	【小柴胡湯】ツムラ9番	119
4-II	感冒が長引いてきたときに使う処方 ～基本処方～	【柴胡桂枝湯】ツムラ10番	123
5-0	感冒が長引いてきたときに使う処方 ～喉の痛み～		126
5-I	感冒が長引いてきたときに使う処方 ～喉の痛み～ 【小柴胡湯加桔梗石膏】ツムラ109番		127
6-0	感冒が長引いてきたときに使う処方 ～鼻づまり・副鼻腔炎～		130
6-I	感冒が長引いてきたときに使う処方 ～鼻づまり・副鼻腔炎～ 【葛根湯加川芎辛夷】ツムラ2番		131
6-II	感冒が長引いてきたときに使う処方 ～鼻づまり・副鼻腔炎～ 【辛夷清肺湯】ツムラ104番		133
7-0	感冒が長引いてきたときに使う処方 ～咳～		136
7-I	感冒が長引いてきたときに使う処方 ～咳～ 【麻杏甘石湯】ツムラ55番（【五虎湯】ツムラ95番）		140

7-Ⅱ 感冒が長引いてきたときに使う処方 〜咳〜 【半夏厚朴湯】ツムラ16番 ………… 143

7-Ⅲ 感冒が長引いてきたときに使う処方 〜咳〜 【柴朴湯】ツムラ96番 ………… 146

7-Ⅳ 感冒が長引いてきたときに使う処方 〜咳〜 【神秘湯】ツムラ85番 ………… 148

7-Ⅴ 感冒が長引いてきたときに使う処方 〜咳〜 【柴陥湯】ツムラ73番 ………… 151

7-Ⅵ 感冒が長引いてきたときに使う処方 〜咳〜 【竹筎温胆湯】ツムラ91番 ………… 153

8-Ⅰ 感冒が長引いてきたときに使う処方 〜もう一歩のときに使う方剤〜

【補中益気湯】（【医王湯】）ツムラ41番 ………… 157

8-Ⅱ 感冒が長引いてきたときに使う処方 〜もう一歩のときに使う方剤〜

【四君子湯】ツムラ75番 ………… 162

8-Ⅲ 感冒が長引いてきたときに使う処方 〜もう一歩のときに使う方剤〜

【六君子湯】ツムラ43番 ………… 165

第3章 実際の漢方：精神疾患

1-0 重要性が増す精神領域の漢方 ………… 170

1-Ⅰ 重要性が増す精神領域の漢方 〜乳幼児でよく使う処方〜

【小建中湯】ツムラ99番 ………… 177

1-Ⅱ 重要性が増す精神領域の漢方 〜乳幼児でよく使う処方〜

【甘麦大棗湯】ツムラ72番 ………… 181

1-Ⅲ 重要性が増す精神領域の漢方 〜乳幼児でよく使う処方〜

【抑肝散】ツムラ54番 ………… 185

2-Ⅰ 重要性が増す精神領域の漢方 〜柴胡剤〜 【抑肝散加陳皮半夏】ツムラ83番 ……… 190

2-Ⅱ 【抑肝散】系統と『傷寒論』系統 ………… 192

2-Ⅲ 重要性が増す精神領域の漢方 〜柴胡剤〜 【四逆散】ツムラ35番 ………… 198

2-Ⅳ 重要性が増す精神領域の漢方 〜柴胡剤〜 【大柴胡湯】ツムラ8番 ………… 201

2-Ⅴ 重要性が増す精神領域の漢方 〜柴胡剤〜 【柴胡桂枝乾姜湯】ツムラ11番 ………… 206

2-Ⅵ 重要性が増す精神領域の漢方 〜柴胡剤〜 【加味逍遙散】ツムラ24番 ………… 210

2-Ⅶ 重要性が増す精神領域の漢方 〜柴胡剤〜 【柴胡加竜骨牡蛎湯】ツムラ12番 ………… 215

3-Ⅰ 重要性が増す精神領域の漢方 〜安心を得るための処方〜

【桂枝加竜骨牡蛎湯】ツムラ26番 ………… 218

3-Ⅱ 重要性が増す精神領域の漢方 〜安心を得るための処方〜 【酸棗仁湯】ツムラ103番 … 221

3-Ⅲ 重要性が増す精神領域の漢方 〜安心を得るための処方〜

【加味帰脾湯】ツムラ137番 ………… 223

4-Ⅰ 重要性が増す精神領域の漢方 〜水の鬱滞が強いときの処方〜

【苓桂朮甘湯】ツムラ39番 ………… 229

4-Ⅱ 重要性が増す精神領域の漢方 〜水の鬱滞が強いときの処方〜
【連珠飲】（【四物湯】を中心に） ……………………………………………… 236

4-Ⅲ 重要性が増す精神領域の漢方 〜水の鬱滞が強いときの処方〜
【当帰芍薬散】ツムラ23番 …………………………………………………… 239

4-Ⅳ 重要性が増す精神領域の漢方 〜水の鬱滞が強いときの処方〜
【半夏白朮天麻湯】ツムラ37番 ……………………………………………… 242

5-Ⅰ 重要性が増す精神領域の漢方 〜何を投与したらよいかわからないときの方剤〜
【十全大補湯】ツムラ48番 …………………………………………………… 245

5-Ⅱ 重要性が増す精神領域の漢方 〜何を投与したらよいかわからないときの方剤〜
【人参養栄湯】ツムラ108番 ………………………………………………… 247

コラム

コラム①	「衛気＝脈外の気」「営気＝脈内の気」?? …………………………… 23
コラム②	「肺」は散布する臓 ………………………………………………… 29
コラム③	漢方初心者は「三焦はリンパ管」と考えてしまいましょう ………… 30
コラム④	臓をもう少し詳しく ………………………………………………… 35
コラム⑤	五行と仙頭先生の図の連動性 ……………………………………… 43
コラム⑥	漢方のメーカー：漢方の一般販売 ………………………………… 46
コラム⑦	脾気を増大させる理由：現代医学知識 …………………………… 58
コラム⑧	【三拗湯】 ……………………………………………………………… 63
コラム⑨	【桂枝湯】と【麻黄湯】と【葛根湯】 ……………………………… 67
コラム⑩	麻黄製剤の強さ ……………………………………………………… 75
コラム⑪	麻黄製剤と花粉症 …………………………………………………… 76
コラム⑫	〔麻黄〕：エフェドリンの覚醒作用 ……………………………… 77
コラム⑬	〔甘草〕の上限量 …………………………………………………… 101
コラム⑭	【人参湯】と【四君子湯】 ………………………………………… 108
コラム⑮	【小柴胡湯】という傑作 …………………………………………… 125
コラム⑯	日本ののど飴と西洋ののど飴の違い …………………………… 126
コラム⑰	古くから感染症治療に活躍した【柴葛解肌湯】 ………………… 128
コラム⑱	構成生薬数と即効性 ……………………………………………… 129
コラム⑲	【越婢加朮湯】と【葛根湯加川芎辛夷】 ………………………… 132
コラム⑳	ランナーズハイ …………………………………………………… 160
コラム㉑	【補中益気湯】の不眠や精神不安に対する効能、効果の正体 ～幸せホルモン「オキシトシン」～ …………………………… 161
コラム㉒	使い分け …………………………………………………………… 167
コラム㉓	〔山梔子〕の副作用 ……………………………………………… 227
コラム㉔	眠れないにおける「肝」と「心」 ………………………………… 228
コラム㉕	ヒバリ型・フクロー型 …………………………………………… 235
コラム㉖	呼吸を「肺」と「腎」が司どると考えた漢方の凄さ ………… 251

索引 ………………………………………………………………………………… 252

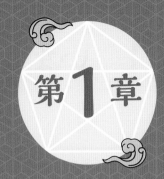

なんとなく理解する
漢方の基本

1　いま、なぜ漢方か
2　漢方の基本
3　「気」
4　「血」「水」
5　「陰」と「陽」
6　五臓と「気」「血」「水」
7　五臓（六腑）の働き
8　五臓の陰陽
9　五臓の関係：五行
10　小児の五臓
11　表と裏

1 いま、なぜ漢方か

漢方とは

　漢方（かんぽう）は、中国の伝統医学が基になっており、日本で独自の発展を遂げた伝統医学です。江戸時代に西洋医学が「蘭方医学」として導入された際、それまでの伝統的な医学が「漢方」と呼ばれるようになりました。

　漢方の治療では、主に植物、動物、鉱物などの自然界に存在する素材を用いた「生薬」を使用します。これらの生薬は、通常、複数組み合わせて用いられ、患者の体質や症状に応じて調合されます。これは、体のバランスを整え、自然治癒力を高めることを目的としています。

漢方が日本で主流派ではなくなった理由

　日本で漢方は、西洋医学（蘭方医学）よりも歴史の深い医療です。そのルーツは平安時代にあり、遣隋使・遣唐使からその知識が伝えられ、日本に根付きました。江戸時代にやっと入ってきた西洋医学よりもはるかに日本人の体質に合わせた医療なのです。

　その日本の漢方が衰退を迎えたのは、明治維新の際、富国強兵を目指した政府による政策が原因です。当時の日本は、無理矢理にでも西洋文化を取り入れ、真似をしました。医療ももちろん例外ではありません。日本はドイツ医学中心の新しい医学制度を制定し、医業を国家資格としました。このときに、西洋医学が医療の中心となり、それがなお令和の時代でも続いているのです。

　しかし、現在も漢方はわれわれの社会にあり続けています。

　それは、"漢方が効く"からです。

　良いものだからこそ冷遇を受けても現在も残っているのです。

すでに日常に溢れている漢方薬

　現在、漢方薬というと、薬草や鉱石など自然のものを使った総称と理解されています。

そう考えると、日常にはすでに多くの漢方薬が溢れているのが実感できるかと思います。多くの方が漢方に慣れ親しみ、漢方薬を楽しんでいるのです。

　代表的なものとして料理に使われる薬味としての生姜やねぎ、しそ、みょうがなどです。これらは、それぞれが漢方の生薬としても利用され、健康効果を発揮しています。これらの食材は、味や香りだけでなく、消化促進、殺菌作用、体温調節などの目的で古くから利用されてきました。

　生姜には温める効果と消化を助ける効果があり、冷え性の改善や消化不良の解消に役立つとされています。ジンジャーエールはもともと、アメリカやヨーロッパでの胃腸薬です。

　しその葉には殺菌作用があり、生の食品を安全に消費するために役立ちます。刺身にしそが添えられているのはこのためです。

　また、ねぎには抗菌作用と免疫力を高める効果があるとされ、風邪の予防や症状緩和に有効です。「風邪のときに首にねぎを巻く」といったフレーズが生まれたのもそのためです。

　より漢方薬として日常に溶け込んでいるのがのど飴です。のど飴の成分には生薬が含まれていることが多く、咳やのどの痛み、声のかすれといった症状の緩和に効果を発揮します。

　つまり、多くの人は日々の生活のなかですでに漢方薬の効果を実感しているのです。

医師が漢方薬を処方する意味

　このように、民間に漢方薬が実は溢れているからこそ医師が漢方薬を処方する必要があります。

　民間療法という言葉を多くの人は聞いたことがあるかと思います。「○○でがんが治った」とか「○○で医師が匙を投げた病気が治った」とか、世の中には一見すると優秀な民間療法で溢れています。

　その民間療法がまったく効果がないとはどの医師も断言はできないと思います。実際に治った人がいるのであれば、何かしら良い働きをしたのかもしれません。

　ただ、医師が問題にしているのはその再現性と安全性です。再現性や安全性がなければ薬として使用ができないのです。

　漢方薬は、平安時代からの再現性・安全性を蓄積した医療です。どの患者さんにどの漢方が効くか、その見た目や訴え・身体所見といった情報からその人に適した処方を決めます。

民間療法を否定する気はありませんが、医療機関で処方される漢方薬は、処方する医師の矜持をかけて処方されるからこそ意味があります。それは、「歴史的に再現性・安全性が確立されており、現在の患者さんの症状に効く可能性が高い」という証でもあります。

西洋薬と漢方薬、効くほうを使えばいい

西洋薬が現在の医療の主流なのは間違いありません。

例えば、悪性腫瘍や重症感染症など明らかに西洋医学の治療のほうがいいと思えるものも多いです。小児の日常診療でいうと、喘息の長期管理薬やアトピー性皮膚炎の治療薬なども西洋医学をメインに治療を行うべきだと筆者は考えます。

しかしすべての症状に西洋薬が最適とは限りません。

小児の風邪に対しては漢方薬のほうが有用と筆者は考えています。

こどもの上気道炎に対して有効な西洋の風邪薬はほとんどありません。日常診療ではできるだけ効果のあるものを出していますが、それでも効果が限定的なのが事実です。

筆者が漢方を勉強し出したのもそのためです。よりこどもの風邪に対して積極的な診療をしたいと模索した結果です。

漢方薬の視点から見ると、こどもの風邪に対して有用な生薬として「はちみつ」があります。2020年8月にオックスフォード大学の研究チームから「はちみつが市販薬や抗生物質よりも風邪の治療に効果的である」と発表されました[1]。それ以前からも咳止めとしてのはちみつの有効性は有名でした[2]。

2020年にもなって、オックスフォード大学のような名門大学の研究室からはちみつの風邪に対する効果が発表されたのは、どの小児科医もこどもの風邪に対する本当に有効な一手を模索しているからです。皆、葛藤がありながら現在の治療をしている状況なのです。

そして日本には、日本で作られた漢方薬があります。

われわれは今一度、日本にある漢方の良さを再確認する必要があるのです。

なぜこどもの風邪に対して漢方なのか?

漢方は、体の自然治癒力を高めることに重点を置いています。自然治癒力とは、体が持っている病気や障害から回復する能力のことです。漢方では、この力を活性化し、体の不調や病気を自然に治すことを目指します。

例えば、一番基礎的な漢方薬である【桂枝湯（ケイシトウ）】を見てみましょう。詳細は各論で述べますが、【桂枝湯】が行っているのはまさに「風邪ひいたなら栄養と水分とってあったかくして寝ろ」ということです。【桂枝湯】には体の基礎代謝を上げ体を温める成分、消化吸収を助ける成分に加え、脱水にならないようにする成分が入っています。つまり「風邪ひいたなら栄養と水分とってあったかくして寝ろ」を薬で助け、自然治癒力を高める方剤なのです。身体の風邪に対する自己防衛作用を助ける、それが漢方薬が行っていることなのです。われわれが風邪のときに大事と思っていること、それを助けるのが漢方薬なのです。

漢方は即効性がないのか?

　漢方に対する評価の一つとして「即効性がない」があります。

　それは西洋薬と作用の仕方に違いがあるからです。

　西洋薬はより合理的です。化学的な観点から効果が実証されます。

　咳止めを例に挙げましょう。西洋薬は咳が出るメカニズムを遮断します。つまり咳を強制的に止めるのです。非常に合理的でわかりやすい考え方です。

　漢方は、咳の止め方が違います。西洋医学のように咳が出るメカニズムを遮断するのではなく、咳が出る原因を取り払うことに主を置いた治療の仕方をします。

　もっと身近な例でいうと、西洋薬では熱が出ている状態に対して解熱剤を使います。解熱剤は熱の出るメカニズムを遮断し、高熱で苦しんでいる状態を和らげます。これにより、水分、栄養、睡眠がとりやすくなり、自己免疫力が発揮できる環境、体力を整え、ウイルスを排除しようとします。高熱で飲食が困難だったり、寝られないなら熱を下げてしまえばいいという西洋薬ならでは合理性があります。これに対して漢方薬は、熱の原因であるウイルスの排除を優先します。熱は生理的にウイルスを排除するために必要なものだから、より熱の産生を促しウイルス排除を助けようとするのです。合わせて生薬の組み合わせにより、食欲を促したり、脱水にならないようにサポートしたりすることも忘れません。つまり、より体に戦いを促すように働いているのです。

　ともに熱が出ている状態に対して、最終的には自己免疫力でのウイルス排除を目的としています。そして少なくとも風邪に対しては、漢方のほうがより攻撃的な方法をとっているのがわかると思います。

　熱を今すぐに下げたいと思っているご両親からすると、熱を逆に上げようとする漢方薬に比べて解熱剤のほうが有効である、効果が高いと錯覚してしまうかもしれません。ただ、多くの漢方医は、病態に介入する漢方薬を使用したほうが、風邪の病期を短くで

いま、なぜ漢方か

きることを実感しています。

効き方の違いにより、より西洋薬のほうが目的とする効果を実感しやすいことは確か
です。そして、漢方薬のほうが「自然治癒力を高めるためにゆっくりと効く」というイ
メージができたかもしれません。

ただし、すべての漢方薬が「即効性がない」というのは間違いと断言します。

もちろん、即効性がないものもあります。

ただ、例えば生姜湯・生姜スープを飲んでみてください。30分以内に身体が温かく
なるのを実感できるはずです。唐辛子を大量に食べてみてください。10分持たずして
汗だくになっているでしょう。

漢方薬にも即効性があるものはあります。

あくまで、その漢方薬が作られた目的によって利き方が違うだけなのです。

ゆっくりと治したほうがいい状態であればゆっくりと治し、一刻も早く治したいとき
は早く治すような生薬の組み合わせになっているのです。

漢方はまずいから飲ませづらい

「こどもにこんなの（漢方）が飲めるのか？」

それが多くの親が持つ漢方のイメージかと思います。

「良薬口に苦し」という言葉がありますが、この言葉を聞いて漢方のイメージそのも
のだと思われる方も多いかと思います。

しかし間違いなくまずい薬は漢方だけではありません。例えばインフルエンザのとき
に処方されるタミフル®ドライシロップはとても苦いです。抗生剤も苦いことが多く、
特にクラリスロマイシンは、こどもが苦手とする薬として有名です。

そういった薬でも、もちろん全員ではありませんが、親はとても上手に飲ませてくれ
ます。

なぜなら、親が必要と認識しているからです。

筆者のクリニックに来院される中国の方に聞くと、中国では古くから家庭に生薬が常
備されており、風邪をひいたときは、その場で煎じて飲むそうです。新鮮という言い方
は正しくないかもしれませんが、出来立ての漢方は、日本の漢方薬とは比べ物にならな
いくらい刺激が強く、その方も嫌々飲んでいたそうです。ただし効果が実感できたので、
最終的には自分で飲むようになり、自分のこどもにも躊躇なく漢方を飲ませると言いま
す。

つまり、効果を知っている親は漢方を飲ませるということです。

そしておもしろいことに漢方医学では「良薬口に苦し」ではなく「良薬口に甘し」と言われます。動物は本能で自分の身体に必要なものがわかるため、身体に合っている薬はなんとなく飲めると感じるのだそうです。一番身近な例では経口補水液のオーエスワン®（OS－1）がそれにあたります。元気なときはしょっぱくてまずく感じるOS－1ですが、脱水のときは魔法の飲み物のようにおいしく感じられます。漢方でも同様のことを体験することが多いです。

「まずいけど飲めないことはない」

精神安定の目的で漢方薬を使う際などに、こどもからよく聞く言葉です。逆に言うと、まずいけれどなぜか飲めるということです。

そうした現象を受けて、処方に悩んだときは、味的に飲めるか飲めないかで正解を導くこともあります。

こどもでも漢方は飲める

こどもでも漢方は飲めるのです。

「漢方」と聞くと「こどもには飲めない」という固定概念があるように思います。しかし、筆者含め、漢方を処方している医師のこども、孫は例外なく漢方を飲みます。

それは親が必要と認識しているからです。

親が必要と認識しているからこそ、なんとか飲ませようとし、こどもも体が必要と感じているからこそ「まずいけど飲めないことはない」状態なのです。親が飲ませないといけないと思わなければ、まずいものをこどもは飲むはずがありません。本当に身体にあっていなければ、それは処方した医師の検討が違っただけで、漢方すべてが合わないということではないのです。

まずいを理由に漢方を諦めるならば、西洋薬でもまずいと有名な抗生剤は諦めなくてはいけません。インフルエンザもタミフル®なしに自力で治さなければいけません。喘息治療の鍵となるステロイドの内服も諦めなければいけません。

「まずいけど必要な薬」

そう思える保護者、そう思わせてくれる医療者が漢方薬には絶対的に必要なのです。

漢方はむしろ潔いかもしれない

抗生剤は苦く、まずいので、いろいろな製薬会社が工夫に工夫を重ねてオレンジ味やピーチ味などの味付けをし、まずいながらも一瞬でもおいしいかもしれないと思わせる

衣をつけました。抗生剤で有名なメーカーの一つは、あの明治製菓です。抗生剤は、ある種の場面で重要な薬剤となります。だから種々の製薬会社の他、あの明治製菓までもが製菓会社の知識を活用してこどもが抗生剤を飲めるように工夫してくれたのです。そして、こうした努力があるからこそ、西洋薬がより小児医療の中心となったのは言うまでもありません。

対して漢方はまずいのを隠しません。しかしそれはわざと隠していないとも言えます。前述したように漢方は、身体に合っていればまずくても頑張れば飲めます。飲めるかどうか、それすらも治療の指標なのです。

漢方の製薬会社が味にこだわるのは、漢方に携わるメーカーとしての矜持があると思います。例えば、小児科医がわざわざ自分で坐薬として製剤してまで使いたい漢方があります。【五苓散】という主に吐き気止めとして使われる漢方です。しかし、どんなに小児科医が要望しようとも、メーカーは坐薬にしようとはしません。それは、味すら治療の一環であるという漢方医学に携わるメーカーからのメッセージかと思います。

さいごに

薬を飲ませてくれるのは親です。
その薬を処方するのは医師です。
だからご両親には、漢方を飲ませることを頑張ってほしいと思います。
医師には、「まずいから漢方は嫌」という声に抗ってほしいと思います。
昔からあってなくならないものは、なくならない理由があるからです。

引用・参考文献
1) Abuelgasim, H. et al. Effectiveness of honey for symptomatic relief in upper respiratory tract infections：a systematic review and meta-analysis. BMJ Evid Based Med. 26（2），2021，57-64.
2) Paul, IM. et al. Effect of honey, dextromethorphan, and no treatment on nocturnal cough and sleep quality for coughing children and their parents. Arch Pediatr Adolesc Med. 161（12), 2007, 1140-6.

2 漢方の基本

漢方とは「需要と供給のバランスを考える医療」

「需要＝生体活動」と「供給＝生体活動のために必要な栄養etc」のバランスが保たれているのが健康な状態です。

例えば、ほとんど動かない（需要が少ない）のに食べ過ぎていたら（供給過多）、供給が多いのでぶくぶく太っていくでしょう。ある程度まではいいかもしれませんが、この状況が過度になるとやはり健康的とは程遠いと思います。食べ過ぎない（供給が少ない）のも同様に不健康です。

何事もバランスが大事なのです。

需要と供給のバランスの物差しが「陰」と「陽」

「陰陽」という言葉を聞いたことがあるかもしれませんが、この「陰」と「陽」をつかって需要過多になっているのか、供給過多になっているのかなどを表現しています。

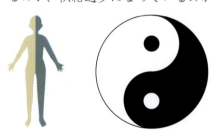

☆ 需要と供給と言いましたが…

実際に考えるのは「気（き）」「血（けつ）」「水（すい）」のバランスです。

「気」「血」「水」は人間が健康を維持するうえで大切な要素です。主に需要系は「気」、供給系は「血」「水」となります。

つまり、需要と供給のバランスを保つということは、「気」「血」「水」のバランスを保つことを意味します。

例えば、やる気がない状態を見てみましょう。

「気」は主に需要系（生体活動）を担うものです。この「気」がないとはつまり、需要系が不足していることを意味します。なので、やる「気」がない状態は、生体活動が低下し、だらけた状態を意味するわけです。

さらに「気」が少ない（需要系が少ない）ということは相対的に「水」などの供給系が多くなることを意味します。つまり、体は少し供給過多となり、余分な水が溜まって体が重く、だるく感じるのです。

「気」「血」「水」は身体をスムーズに巡っている

「漢方とは『気血水』の巡りを考える医療」です。

「気血水」が巡り、需要と供給のバランスがとれている状態が健康な状態です。この巡りが乱れると障害が起こります。

⬟ 「『気血水』の巡りを考える」ことは
「需要と供給系のバランスを考える」こと

・需要と供給のバランスがくずれる＝「気血水」の巡りが乱れる

巡りとバランスの具体例を見てみましょう

腎前性腎不全は、腎臓への血流が少なくなることで、腎機能異常を起こす病態です。漢方学的にみると以下のように言えます。

「血」の巡り（供給系）に異常が起こります。

→腎臓へ「血」の供給が少なくなります。つまり供給不足です。

→腎臓は相対的に需要系の「気」が多くなり、アンバランスが生まれます。

腎は濾すものがないのに空撃ちしている状態になり、機能異常を起こします。

→漢方では、腎臓は「水」の巡りを司る臓器であるため、機能異常により「水」の巡りが悪くなります。

→その結果、「水」の偏在が起こります。

だから、尿は出ないのに、足などに浮腫が認められる状態になります。

→「水」の偏在は消化管を襲います。漢方で消化管は「脾」という臓器になりますが、この「脾」は「水」に弱いのです。消化管がむくんだ状態を想像すればイメージしやすいかと思います。

→「脾」は「水」（供給系）が溢れ、相対的に「気」が少なくなります。

　文字通り、お腹に元気がない状態になります。

→その結果、食欲不振が起こります。

　西洋医学では、手っ取り早く補液をして腎血流を戻すことを考えます。それに対して漢方では、「水」の巡りをよくすることで体内の「水」の流れを改善し、余分な「水」を体外に排出しようとします。また腎にある過剰な「気」を取り除こうとするわけです。つまり、巡りとアンバランスに介入して治そうとするのです。

漢方で治療するときに考えること

・どこでどのように需要と供給のバランスがくずれたのか？

・「気」「血」「水」の巡りはどうなっているのか？

・「気」「血」「水」と各臓器は密接な関係があるため（後述します）、どの臓に障害があるのか？

3 「気」

「気」とはズバリ、アニメなどに出てくるあの「気」

最も重要な考え方は、以下になります。

「生きるための力」＝「生命活動の力」＝「気」

実際に漢方学での「気」の役割を見ると納得できるかと思います。

その役割は①推動作用、②温煦（おんく）作用、③防御作用、④固摂（こせつ）作用、⑤気化作用の５つです。

①推動作用：全身の生理活動・代謝を促進し、「血」や「水」を押し動かす作用

②温煦作用：体温を維持調節する作用

③防御作用：免疫作用

④固摂作用：体にとって必要なものをあるべき場所に保持する作用

⑤気化作用：体内の物質転化作用（デンプン→糖 etc）

つまり大雑把に言うと、「生命活動の力」＝「気」です。

今後いろいろと漢方用語が出てきますが、「気」は「生命活動の力」と考えるとわかりやすいです。例えば肺気とか腎気などの「臓器＋気」という言葉が出てきますが、これはその臓器が機能するパワーやその臓器の機能を示しています。

「気」には多くの種類がある

漢方学の教科書を見たときにわかりづらいのは、多くの種類があるためです。そのうち覚えておきたい「気」の分類は２つです。

☆ 分類1：「気」の出現元での分類 〜先天の気と後天の気〜

- 先天の気＝基礎代謝（生まれ持った生命力）
- 後天の気＝日々補充するエネルギー；飲食物 etc

そしてそれぞれ「気」を産生する臓器は決まっています。

- 先天の気は「腎」がかかわっています。
- 後天の気は「脾」と「肺」がかかわっています。

「脾」は漢方では消化吸収する器官を意味しています。

➡ イメージの仕方

※「先天の気」の産生元は腎と言いましたが、腎の近くに存在する副腎をイメージするとわかりやすいです。副腎からコルチゾルや、アドレナリン、ノルアドレナリンなどが分泌されることはご存知かと思います。そう考えると「先天の気」の産生元というのはしっくりとくるのではないでしょうか？

※「後天の気」は日々補充するエネルギーです。漢方では「脾」＝消化吸収する器官であるため、「飲食物からの栄養素」と理解するとわかりやすいと思います。「肺」で補充するのは「酸素」と考えると理解できます。

☆ 分類2：「気」の役割での分類

[実働部隊：生理機能]と[補給部隊]の役割があります。

代表的な実働部隊は衛気（えき）、補充部隊は営気（えいき）ですが、無理して覚える必要はありません。

[実働部隊]の「気」と[補給部隊]の「気」の2つの役割があることを覚えておきましょう。

実働部隊、補給部隊と言われるとわかりづらいかもしれませんが、以下のように捉えるとよりわかりやすくなると思います。

- 実働部隊：免疫細胞や神経伝達物質などの生理的に機能するもの
- 補充部隊：栄養や酸素など実働部隊のエネルギーとなるもの

この2つの分類を覚えておくと、漢方書は比較的理解しやすくなります。

例えば漢方書では"脾気を増大させ、表へ移動する"といったような表現があります。漢方学独特の表現ですが、分類を覚えておくことにより理解しやすくなります。

「脾」という臓器は「後天の気」の産生場所です。それを前提に考えると、「『脾気』を増大させ」とは「『脾』のエネルギー産生機能を強め」と理解できます。つまり「脾」の働きが強まるということです。

また「その『気』を表へ移動する」ということは、「①実働部隊；つまりそれぞれの生理機能を高める」の意味もあるし、「②補給部隊；体の表面までエネルギーを届ける」の意味もあります。

少しややこしくなりましたが、「気」＝「生命活動の力」と考えると、どちらの意味でもすんなり理解できるのではないでしょうか？

基本的には、「臓器＋気（例えば肺気、肝気 etc）」といった言葉が出てきたときは、その臓器の生理機能（実働部隊）を考えるとよいです。そうすると「肝気鬱滞＝肝機能がオーバーヒートしている、行きすぎている」ということになります。「肝気が行き渡る」という表現が出てきたときは、「肝の機能が正常化し、正常な巡りに戻る」と理解すればよいのです。

「気」の移動

漢方書に書かれている"「気」の移動の仕方"はとても曖昧で、わかりづらいと感じる一因です。

「気」は需要系だろうと供給系だろうと基本的に、「血」「水」と一緒に動いていると考えるのが西洋医学を学んだものにはわかりやすいかと思います。

「血」「水」といった道を通行して「気」が動き、必要な場所で生体機能を果たすのです。

もちろん、「血」「水」が動くのも生体機能の一つなので、「気」があることによって動きます。「気」＝「生命活動の力」からすぐ理解できる人もいるかと思いますが、少しわかりづらいかもしれませんので、ここについては後述します。

4 「血」「水」

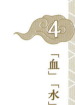

「血（けつ）」は血、「水（すい）」はそれ以外の体液

　漢方で使われる「気」「血」「水」というのを聞いたことがあるかと思います。そのうち「血」「水」はイメージがつきやすいのではないでしょうか。
　「血」は西洋医学と同じ血、「水」はそれ以外の体液のことを示します。リンパ液はもちろん、「血」を除く細胞液はすべて「水」です。

〔分類〕「血」「水」の役割
　「血」「水」は補給部隊になります。
- 実働部隊：「気」
- 補給部隊：「気（営気 etc）」+「血」「水」

「気」は需要系・供給系ともに「血」「水」と一緒に動く

　「血」「水」は補給部隊でありながら、実働部隊を現場に送り込む役割があります。
　これは戦場に行くトラックを思い浮かべるとわかりやすいかと思います。戦場に行くトラックにはもちろん水や食料、その他必要な救援物資をたくさん積んでいます。つまり補給部隊としての役割があります。同時に、トラックには多くの兵士や技術者、機械を乗せて現場に送り届け、そこでの作業を助けます。つまり実働部隊を必要な場所に届ける役割もあるのです。

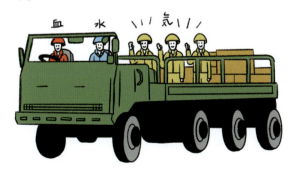

また、このとき見過ごしがちなのが、このトラックの動力はどうなっているのか？ということです。実働部隊（エンジン）が正常に動いているからトラックが動けるわけです。

　つまり「血」「水」は補給部隊であり、実働部隊の通行路なのです。そして「血」「水」が動けるのは実働部隊の「気」があるためです。

「血」「水」は「気」が入って初めて生態機能を果たす

・「血」＋「気」→「血」としての生理機能を果たせる。
・「水」＋「気」→「水」（体液）としての生理機能を果たせる。

　これは、西洋医学を学んだ方であれば当然おわかりになるでしょう。「気」を実働部隊・補給部隊と考えても、「血」や「水」の中に多くの生理的機能を有する細胞やそれを栄養する物質が含まれているのは常識です。

　逆に、例えば膝に「水」がたまったときなどはすでに生理機能を有さない「水」と考えます。「気」のない「水」なので、その場にとどまり動かず、生理的機能も有さなくなるのです。こうした「気」のない「水」を痰飲（たんいん）と呼びます。

　この痰飲は、漢方書ではよく出てくるので覚えておいてください。われわれが風邪のときによく「痰が出る」と言いますが、これが語源かと思います。すでに生体機能のない「水」が痰として出てくるのです。

　単に「血」「水」と言うときは、「気」が入っている「血」「水」を意味します。

補給部隊の「気」＋「血」「水」をまとめて「陰（陰液）」と呼ぶ

　実働部隊である「気」を「陽（陽気）」と呼び、補給部隊の「血」「水」をまとめて「陰」と呼びます。

　「陰」と「陽」は、需要と供給のバランスの物差しだと述べました。「陰液」「陽気」という言葉が出てきたことにより、より以下の言葉が実感できるのではないでしょうか？

　「『気血水』の巡りを考える」＝「需要と供給系のバランスを考える」

　「気血水」の巡りを考えることは必然と「陰陽」のバランスを考えることにつながるのです。

コラム① 「衛気＝脈外の気」「営気＝脈内の気」？？

　漢方学の教科書を見ると「衛気＝脈外の気」「営気＝脈内の気」といった書かれ方をしていることがあります。これを見ると、本書で書いた「『気』は基本的に『血』『水』と一緒に動いていると考えるのが西洋医学を学んだものにはわかりやすい」に矛盾するかと思います。

　しかし私は漢方初心者には、「気」には「衛気＝実働部隊」と「営気＝補給部隊」の２つがあり、両者とも「血」「水」と一緒に動いている。そしてその中で「補給部隊」の集合である「血」「水」＋「営気」を「陰液」と覚えるのがわかりやすいと言わせていただきます。

　「『気』とは」（p18）で「気」の５つの役割について述べました。

①推動作用：全身の生理活動・代謝を促進し、「血」や「水」を押し動かす作用
②温煦作用：体温を維持調節する作用
③防御作用：免疫作用
④固摂作用：体にとって必要なものをあるべき場所に保持する作用
⑤気化作用：体内の物質転化作用（デンプン→糖 etc）

　この機能は、西洋医学においては細胞内液・細胞外液で行われるものです。また栄養や酸素の補給なども細胞内液・細胞外液で行われます。つまり、西洋医学から見ると「気」は「血」「水」とともに動くと考えるのが妥当なのです。

　漢方の名医たちは血管を「血」の供給系のパイプとして捉えていたのだと思います。また「水」についても、漢方では三焦（さんしょう）という「水」の供給パイプが出てきます。どちらのパイプにおいてもその内側には供給する営気が入っています。ただしこの中身が動くためにはパイプの外側に「衛気」が並走していなければいけないと考えたのです。

　このような理由から「営気＝脈内の気」「衛気＝脈外の気」とあらわすのです。

　しかし西洋医学を学んだものからすると、血管やリンパ管にはそれぞれの液体を自身で駆出する能力があることを知っています。血管が平滑筋でできていることも知っています。血管壁もリンパ管壁も細胞からできていることもご存知の通りです。

　そうしたことを考えると、「『気』は基本的に『血』『水』と一緒に動いている。その『気』には実働部隊と供給部隊がある」と考えるのが最も理解しやすい捉え方だと思います。

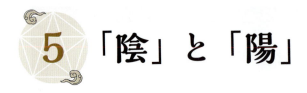

5 「陰」と「陽」

「漢方とは需要と供給のバランスを考える医療」です。そしてその物差しが「陰」と「陽」です。

$$「陰」＝「静」＝補給部隊$$
$$「陽」＝「動」＝実働部隊$$

「気血水」と「陰」と「陽」の関係

・「陰」＝「陰液」＝「血」「水」（＋補給の気）　：補給部隊（静）
・「陽」＝「陽気」＝「気」　　　　　　　　　　　：実働部隊（動）

∴「陰」と「陽」のバランスは需要と供給のバランスを意味します。

漢方用語で「陰液」という言葉があります。
補給部隊の「気」＋「血」・「水」を「陰（陰液）」と総称します。

6 五臓と「気」「血」「水」

漢方では、重要な臓器を五臓（六腑）と表現します。差し当たり覚えたいのは五臓です。

五臓は「肝」「心（しん）」「脾」「肺」「腎」

それぞれの機能は、まずは西洋医学での知識を当てはめるといいです。そのうち「脾」は脾臓ではなく、消化吸収する臓器を意味しています。また「肝」は自律神経の役割も有しています。

★ 五臓を意識することはとても重要

なぜなら、「『気血水』のどこに介入するか？」と同じくらい、「どこの臓をターゲットとするか？」は重要になるからです。その理由は、「気血水」の生成・巡りに直接的にかかわるのが臓だからです。例えば、「気」をいくら巡らせようとしても、体で十分に作られなければ十分に巡らせることは不可能なのです。だから、「気血水」の巡りが悪いときに、その生成が十分なのか？ コントロール元は十分機能しているのか？ を考える必要があるのです。

「気血水」と臓の関係性

★ ざっくりとした「気血水」の起源

「先天の気」は「腎」で作られ、「後天の気」と「血水」の原料は「脾（消化管）」で飲食物をもとに作られます。作られた「気血水」は「肺」まで持ち上げられ、それぞれ異なる経路（血管と三焦）で分配されます。

- 「血」は「肺」で酸素（宗気〈そうき〉と言います）が入り、「心」から駆出され、血管を通って全身を巡ります。
- 「水」は「肺」まで持ち上げられ、「水」の供給パイプである三焦を通って全身へ散布されます。

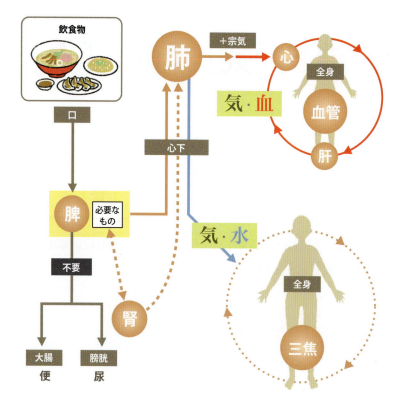

※漢方では「肺」で酸素が入ることを、「血」の中に「宗気」が入ると表現します。新たな「気」が出てきましたが、あくまで供給部隊の「気」の一つです。

◆「先天の気」は「腎」、「後天の気」は「脾」で作られ、「肺」から全身に分布される

一部は「実働部隊の気」として「水」や「血」とともに働き、
一部は「供給部隊の気」として「水」と一緒に働き、
一部は「供給部隊の気」として「血」と一緒に働きます。

◆「肝」は「気血水」の巡りをスムーズにする

前述したように漢方での「肝」は西洋医学の自律神経の働きを有しています。それを、「肝」により「気血水」にスムーズな巡りがもたらされると表現します。産生された「気血水」が全身を巡るには、「肝」の機能が正常である必要があります。

「水」の循環にかかわる臓器で大事な2つの関係

①「腎」と「肺」　②「腎」と「心」

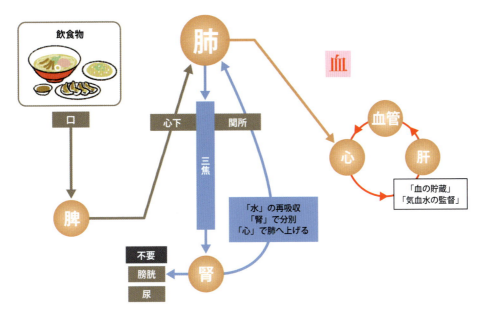

☆「腎」と「肺」

「肺」は散布する臓、「腎」は「水」を司る臓

　上記の図からもわかるように、「脾」から上がった「水（＋気）」は「肺」から散布され、「腎」へ最終的に流れます。

　「腎」で必要な「水」は再吸収され、不要なものは尿として排泄されます。

　「腎」は「水」の再吸収・排泄を管理します。

「腎」は「水」を司る臓

　再吸収された「水」は、②の「腎」と「心」の関係をつかって、再度「肺」まで運ばれて、体内へまた散布されます。「肺」から散布されるというのがわかりづらいかもしれませんので、後ほどコラムで筆者の見解を述べさせていただきます。

※「肺」から散布された「水」が体内で通る道を三焦といいます（上記図参照）。三焦はよく漢方書に出てくる言葉で、その解剖学的な位置から上中下と分かれています。なんとなく漢方では「水」が通る道・場所があるのだなと思っていればよいです。
西洋医学でリンパ管があるように、漢方医学でも同様の概念があるのです。

⭐「腎」と「心」

エンジンと冷却水の関係

「腎」まで流れた「水」は「心」の力で再度体内を循環することになります。「水」の供給に関して「腎」と「心」の関係はエンジンと冷却水のようなものです。

「心」は「腎」からの「水」がないと「心」は空打ちをしてしまいます。これはエンジンに冷却水がなくてバーストしてしまう状態です。そして「腎」の「水」は「心」で温めなければ滞留してしまいます。漢方では、「水」は自然現象と同様に冷たくなると凍り、動きが悪くなると考えられています。「心」で温めることにより、「水」は巡るのです。

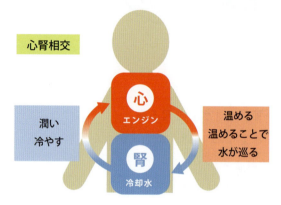

もちろんすべてが一緒ではありませんが、西洋医学でも心臓と腎臓には密接な関係性があります。ご存知のように「水」を調整する機能は腎臓にあります。そして心臓は主に血液を排出し全身へ届けます。腎臓に機能障害があると体液が外に出せない状態になります。このとき、体液過剰に対して心臓は過度な量を一生懸命拍出します。しかし、心臓に負荷がかかりすぎてしまうと最終的には心不全の状態になります。これを漢方学では「心」に「腎」からの「水」がないと「心」は空打ちしている状態と考えます。

西洋	腎臓に障害 → 体液が外に出せない → 心臓負荷 → 心不全
漢方	「腎」からの「水」がこない → 「心気」が亢進 → 「心」がバースト

逆に心臓の動きが悪くなっていると腎臓に流入する血液が少なくなります。それに対して腎臓は体液を保つ方向へと動きます（レニン‐アンジオテンシン系、バゾプレシン）。しかし体液を増やしても心臓が動かないため体液は滞留してしまいます。このことを漢方では「水」（「腎」）は「心」で温めなければ滞留してしまうと考えます。

「血」の循環にかかわる臓は「心」と「肝」

　「肺」で宗気（酸素）が入り作られた「血」は「心」から駆出され、血管を通って全身を巡ります。そして漢方学的には「肝」に「血」が蓄えられると言われます。

　日中と夜間で循環血液量が違うのはご存知だと思います。漢方学的には、夜は「肝」に「血」が蓄えられると考えます。「肝」に余分な「血」が蓄えられるので良質な睡眠ができるのです。

　漢方での「肝」は、西洋医学では自律神経系であると言われています。そう考えると、イメージしやすいのではないでしょうか？西洋医学の知識で言うならば、副交感神経優位となって心拍出量が落ち着くため良質な睡眠を得られるのです。

コラム②　「肺」は散布する臓

　漢方特有の「『肺』から散布される」という考え方も難しくはありません。筆者は以下のように考えています。

　西洋医学でのリンパ管系では、静脈に回収されなかった血液の約10％の体液が間質液となり、全身のリンパ管に吸収されます。この吸収された間質液がリンパ液であり、リンパ管を通りながら合流を繰り返して太くなり、最終的に鎖骨下静脈にある静脈角に戻ってきて体循環へと戻ります。そうして、解剖学的に心臓よりも高い位置にある鎖骨下静脈にリンパ液は戻ってくるのです。この、鎖骨下静脈が行き着くのは肺循環です。

　この、「心」よりも高い位置にある鎖骨下静脈の働きを、古代の医師は「肺」と捉えたとすると、「肺」から「水」「気」が散布されるイメージが理解できるのではないでしょうか？

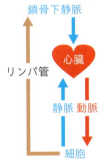

　西洋医学でも、「腎」と「肺」の関係性はみられると思います。「腎」からの尿としての排泄がうまくいかなくなると「肺」への環流量が多くなり、むくみます。後述しますが、漢方での「肺」には「皮膚」も含まれます。西洋医学での腎機能低下から皮膚の浮腫を思い浮かべるとわかりやすいでしょう。

| コラム③ | 漢方初心者は「三焦はリンパ管」と考えてしまいましょう

　「水」が体内で通る道を三焦と言いましたが、筆者は三焦をリンパ管として捉えています。
　つまり「水」の流れ≒リンパ液の流れとして漠然とイメージしています。もちろんすべてが一致するわけではありませんが、そうやって割り切ってしまうと、意外とわかりやすくなります。
　たとえば三焦は上中下で分かれています。

　　上焦（胸部）：横隔膜まで：心・肺
　　中焦（上腹部）：消化吸収器官：胃・脾
　　下焦（下腹部）：排泄器官：腎・肝

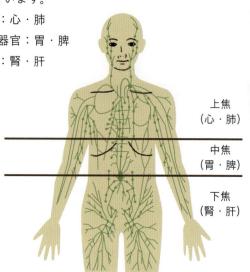

上焦（心・肺）
中焦（胃・脾）
下焦（腎・肝）

　ここでリンパ管の構造をみると、上焦と中焦の境目は胸管があり、中焦と下焦には乳糜槽（にゅうびそう）があります。これは偶然かもしれませんが解剖学とも一致します。
　上焦と中焦の境目付近：心臓の下部は「心下」（しんか）といい、「気」や「水」の関所と言われています。胸管は人体最大のリンパ管であり、下半身および左上半身からのリンパ液を静脈に戻します。この胸管の働きを考えると「心下」を「気」や「水」の関所と考えるのはイメージしやすいのではないでしょうか？
　また乳糜槽は小腸で吸収された脂質が混じり、白濁したリンパ液が流れます。この境目によって、消化吸収器官である中焦と排泄器官である下焦が分けられていると考えられます。

リンパ液≒「水」?

　リンパ管の中にリンパ液が流れるのはご存知の通りです。リンパ液の主成分は、血液中の液体成分である血漿です。
　血液は心臓から出て体内を巡り、酸素と栄養を細胞に届けますが、すべての血液が心臓に戻るわけではありません。一部の水分が毛細血管から漏れ出し、組織液となります。全身の細胞はこの組織液に浸かっており、一部は毛細リンパ管に吸収されてリンパ液となります。組織液には細胞の老廃物や細菌、ウイ

ルスなどの異物が含まれており、これらもリンパ管に取り込まれます。

　リンパ液は、全身のどの部位の血管から出た組織液を取り込んだかによって成分が異なります。例えば、小腸から取り込んだリンパ液は脂肪球を含むため、乳白色であり、他のリンパ液とは区別して、乳糜と呼ばれます。

　三焦≒リンパ管と言いましたが、こうして考えると、三焦を上中下に分けたのはすごいことです。あくまで推測ですが、彼らはリンパ液の色を見て、その特性と違いを考えたのではないでしょうか。

　また所属リンパ節があるように、リンパ節のどこが詰まっているのかを見ることによって、巡らす必要がある場所を考えながら使う生薬の特性を見極めていったのだと思います。

五臓と「気」「血」「水」

7　五臓（六腑）の働き

　漢方では、体の臓器のことを五臓六腑といいます。差し当たり覚えたいのは「五臓」です。
　前述したように、五臓は「肝」「心」「脾」「肺」「腎」です。それぞれの機能について、まずは西洋医学での知識を当てはめるといいです。そのうち「脾」は脾臓ではなく、消化する臓器を意味しています。漢方学的な臓器の考え方を理解するために、仙頭先生[1])が提唱した図が役立ちます。

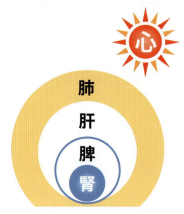

（文献1を参考に著者作成）

中心から考えていきます。
・「腎」＝生命活動の種火です。
　「腎」は先天の気、大雑把にいうと基礎代謝のことです。

・「脾」＝生命活動の増幅器のような役割です。
　「脾」は後天の気、食料でのエネルギー（カロリー）生成場です。
　飲食物から「気」「血」「水」が作られます。

・「肝」＝生命活動の運搬・拡散器です。
　「肝」は西洋医学の自律神経系をあらわしているとされます。
　「気」「血」「水」をスムーズに運搬し、全身に届けるのが「肝」です。

・「肺」＝最外殻に位置する「肺」は、その場所の通り、生体の外殻です。

32

外界から内部を守るバリア機能と、ガス交換の調節をしています。
そのため、皮膚や粘膜も肺の一部です。

・「心」＝別格です。
　生命体の太陽みたいなものです。

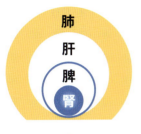 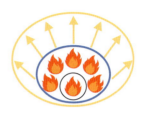

 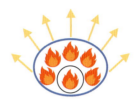

　もちろん、西洋医学でも知っているような以下の役割もあります。「腎」には生殖器系統も含まれます。

肝　血液を貯蔵する役割
　　　循環・代謝・解毒などをコントロールする役割

心　血液循環と拍動をコントロールする役割

脾　消化吸収をコントロールする役割
　　　血液が漏れ出ないようにする役割（アルブミンのイメージ）

肺　呼吸をコントロールする役割

腎　水分代謝を調節する役割
　　　生殖や成長発育・老化をコントロールする役割

互いに補う関係である「先天の気（腎）」と「後天の気（脾）」

「先天の気」（基礎代謝・生命力）があることで、何もなくても生体は多少動くようになっています。外から「気」（飲食物）を補充しなくても生きられる力を有しているのです。しかし、「気」を補充しなければいつかは「先天の気」はなくなります。だからわれわれは飲食物から「気」（栄養）を取り入れているのです。それが「後天の気」です。そして、年齢によって基礎代謝が違うように、「後天の気」からエネルギーを補充して、「先天の気」は成長するのです。

「先天の気」が最も成長する思春期は成長期とも言われます。この成長期において、凄まじい食欲になるのは「先天の気」の成長を「後天の気」で支えるためです。また生命力が弱ってくる、つまり歳をとってくると、「先天の気」（生命力）が少なくなります。そのため消化管の「気」が少なくなり、活動性が低くなり、食欲自体が少なくなります。だから一般的に歳をとると食事量が少なくなる（「後天の気」が少なくなる）のです。つまり「先天の気」が少なくなると「後天の気」も少なくなります。

このように「先天の気」と「後天の気」は、互いに支えあいながら存在しています。

五臓は精神活動にも寄与する

以下の2つは大事なので覚えておきましょう。
・「心」：「安心」という言葉の通り「心」は精神安定に関与します。
・「肝」：「かんの虫が騒ぐ」の通り「肝」は怒り（イライラ）に関与します。

引用・参考文献
1) 仙頭正四郎. 究めるエキス漢方大全. 東京, 金原出版, 2021, 13-6.

コラム④ 臓をもう少し詳しく

　例えば目のチックが出たとき、漢方を学んだものであれば「肝」を治療のターゲットにしようかと思案します。それは「肝」と「目」は関係があるからです。

「肝」：胆、爪、目、筋肉、子宮

> キーワード
> ・臓血を司どる臓器：「血」のイメージ
> ・「かんの虫が騒ぐ」から怒り

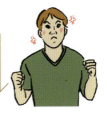

臓血：末梢まで栄養が行き渡る
　→爪などにまで栄養が行き渡る。
怒りで「目」が血走ります。
怒りで「筋肉」がワナワナ震えます。
　→子宮は筋肉で構成されているため、子宮も肝にかかわります。

「心」：舌、小腸

> キーワード
> ・安心という言葉通り、精神安定
> ・不安で食欲がわかない

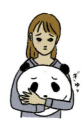

　不安で食欲がわかなくなるのは、「心」と関係がある「小腸」が失調するためです。また極度の不安により味を感じなくなる人もいますが、「心」と関係がある「舌」が失調するためです。口内炎ができやすくなるのもこのためです。

「脾」：胃、口、肌肉

> キーワード
> ・飲食物の消化吸収

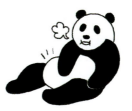

　飲食物の消化吸収を行う場所であるため、口や胃などが関係します。また食べ過ぎで体に肉がつくのは「脾」と「肌肉」が関与しているからです。

「肺」：大腸、鼻、皮膚

> キーワード
> ・生体の外殻
> ・ヨーグルト飲料での風邪対策

　「生体の外殻」であるため、外界と接する臓器は「肺」と関係します。鼻も皮膚もすぐにイメージできるかと思います。また、直腸はありますが、大腸も（かなり無理やりかもしれませんが）外界に接すると考えてもいいかもしれません。
　またヨーグルト飲料での風邪対策をイメージすると「肺」と「大腸」の関係が見えてくると思います。つまり大腸を整えることで「肺」が強くなるのです。

「腎」：膀胱、耳、骨、脳

> キーワード
> ・先天の気：生命力
> ・「水」を司どる

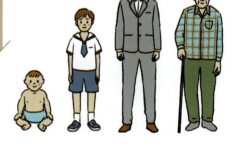

　生命力と「水」を考えるとイメージしやすいです。
　特に歳をとったときの変化を考えましょう。一般的にですが、骨が曲がり、耳が遠くなり、髪が抜けたり白髪になったりします。また生殖能力は低くなり、排尿障害なども起こしやすくなります。
　脳も腎と関係が深く、そのため歳をとると健忘症や認知症などになります。

8 五臓の陰陽

五臓も陰陽に分けられる

⬟ 陽の臓

「心」は最も陽の臓です。常に動いているところからもわかるかと思います。
「肺」も活動的なので陽の臓です。
つまり、すぐにわかるほど活動的な臓は陽に属します。

⬟ 陰の臓

陽に対して、一目では活動が見えづらい臓は陰の臓です。
「脾」「肝」「腎」は陰に属します。

⬟ 陽の臓と陰の臓のなかでも、さらに陰陽に分けることができる

陽の臓のなかでも「心」が陽、「肺」が陰となります。
陰の臓のなかでも「肝」が陽、「腎」が陰となります。

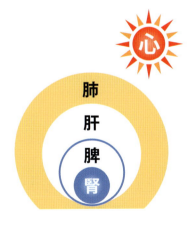

これは前述した図でイメージしてもいいかもしれません。外側に位置するものが「陽」、内側に位置するものが「陰」と考えると、臓の陰陽がわかりやすくなります。

臓の陰陽 〜機能面からの具体例〜

　こうした臓の陰陽の関係性は、機能面でもみられます。

　「腎」は陰の中の陰、「心」は陽の中の陽です。つまり「腎」は「心」と反対の立場で理解されています。

　それは「腎」や「心」の機能面にも表れています。「気血水」の陰陽を考えると、陽の「気」は本質的には空気のように上方へ行きやすい性質があり、逆に陰の「血」や「水」は重力の関係で下方へ行きやすい性質があります。

・陽気：ほうっておくと上に行く
・陰液：ほうっておくと下に溜まる

　「心」と「腎」はこの「気血水」のバランスをとっています。

　陽である「心」がその拍動によって「血水」を下から上にまで巡らしています。つまり、陰の「血水」をその陽気で上へ押し上げているのです。

　それに対して陰である「腎」が「気」を下にとどめておくことで、下に「気」を充足させているのです。

　こうして大きな臓の枠組みの中でも陰陽は互いに調節しながら体を維持します。大きな枠組みでも「陰」「陽」のバランスが必要なのです。

各臓ごとの「陰」と「陽」

　漢方では、すべてのものが陰陽に分けられます。各臓もそれぞれ「陰」と「陽」に分けられます。臓も機能を果たすためには適切な補給部隊「陰」と実働部隊「陽」のバランスが必要なのです。

☆ 各臓での陰陽

　各臓での陰陽の関係を、「心」と「腎」を例に説明したいと思います。これまでに「心」と「腎」の関係についてお示ししたとき、単純にその関係だけをお話ししましたが、この「陰」と「陽」を考えるともう少し複雑になります。すべての臓で、補給部隊「陰」と実働部隊「陽」のバランスが必要です。もちろんこの「心」と「腎」にも「陰陽」のバランスがあります。

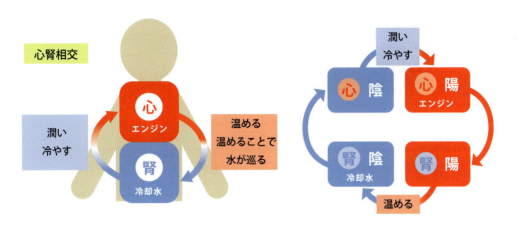

　「『心』は『腎』の水を温め水を巡らし、『腎』は『心』を冷やしオーバーヒートを防ぐ」と説明しましたが、「陰（供給）」と「陽（実働）」を考えると以下のようになります。

　「心」の「陽（実働）」は「腎」の「陽（実働）」を補充します。つまり、「心」の「陽」によって「腎」機能が果たせるわけです。その「腎」の陽が温められることで「腎」の陰が温まり、「水」が巡ることができます。日常生活でみられるように、水は冷たくなると凍り、動かなくなると考えるとわかりやすいでしょう。こうして巡るようになった「腎」からの「陰」が「心」の「陰」を増やし、「心」の陽気が過剰（オーバーヒート）にならないように冷やすのです。

　この「心」と「腎」の関係を、漢方では心腎相交（しんじんそうこう）と表現します。「心」と「腎」の関係が破綻したときは心腎不交といい、この陰陽のバランスのどこが崩れているかを考えるわけです。

9 五臓の関係：五行

五臓の関係性を端的に模したものが五行

　五臓は相手を助けたりコントロールしながらお互いのバランスをとっています。つまり、どこかの臓に問題が起きた場合、他の臓にも問題が起きます。筆者は漢方の臓の関係性を示すために、仙頭先生の図を使用しましたが、歴史的に使われている図が五行です。

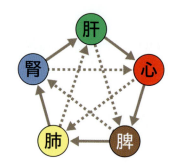

五行で大事なこと

　五行のすごいところは、この図がそのまま臨床に応用できることです。特に［向かい合う臓］と［隣り合う臓］は関係が強いことが重要です。例えば、「肝」が失調すればその隣に位置する「心」にも影響が出ます。用語は覚えなくてもいいですが、それぞれの関係性に名前がついています。

- ［向かい合う関係］は「相剋（そうこく）」の関係」と言います。
- ［隣り合う関係］は「相生（そうせい）」の関係」と言います。

　漢方薬を処方する際には、「気血水」の巡りを意識すると同時に、「6　五臓と『気』『血』『水』」で述べたように、五行を使って臓の状態を把握することが大事です。

五行の臓の関係性

⭐「心」は絶対的な王様。そしてその腹心（将軍）が「肝」

「肝」は、漢方では特に重要な臓器です。だから五行でも王様の上に「肝」が位置しているのです。病期が長くなればなるほど「肝」が無視できなくなります。なぜなら漢方とは「巡り」の医療だからです。「巡り」を大事にするからこそ生命活動の運搬・拡散器である「肝」がとても重要になるのです。「生体のきも（肝）」と言われるのはこのためです。

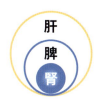

また「肝」が将軍と言われる理由は精神的な攻撃を最前線で受け止め、他の臓器を守っていることにあります。精神的ストレスでイライラしてくるのは、「肝」が最前線でストレスと闘っているからです。

⭐「肝」の下にいる２つの臓「肺」「脾」が、将軍「肝」の忠実な部下

将軍である「肝」が怒りに燃えているときに、部下である「肺」「脾」に影響が出ます。

例えばストレス時を考えてみましょう。ある程度のストレスに対して「肝」は他の臓を守ろうとしますが、程度を超えると「肝気」が過剰になり、失調していきます。すると［向かい合う関係］により、「肺」と「脾」の失調につながります。だからストレスにより食欲がなくなったり、人によっては咳喘息のような症状を起こしたりするのです。

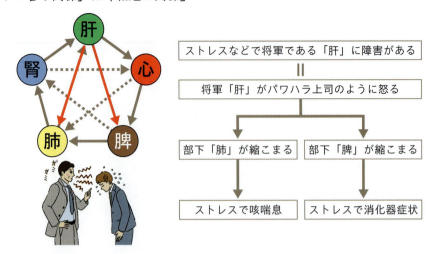

★「肝」失調のときの ［隣り合う関係］

　もちろん、［隣り合う関係］である「心」にも影響が出ます。ストレスが続くと情緒不安定になるのはこのためです。

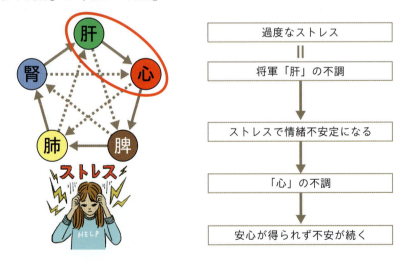

| コラム⑤ | 五行と仙頭先生の図の連動性

　筆者は、五臓の働きを覚える際に仙頭先生の図を紹介しましたが、仙頭先生の図を使えば五行はすぐに書けます。

五行の書き方

　五行の書き方は難しくありません。

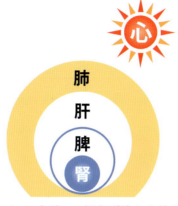

　スタートはどこでもいいですが…、例えば肺から始め、順序よくたどっていくと以下のように書けます。

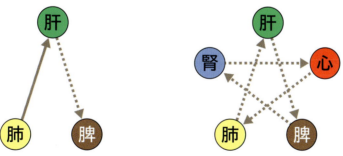

　こうして考えると五行は簡単に書けます。そして向かい合う関係（相克の関係）がなぜ大事なのかがわかると思います。しかし、仙頭先生の図からは隣り合う関係（相生の関係）は見えて来ません。それぞれの臓の役割を考えていくと相生の関係にも意味づけできますが、五行の関係性を一目瞭然にした先人の知恵に感嘆してしまいます。

10 小児の五臓

　育児をしたことがある方は、こどもは風邪をひきやすい、鼻水をいつも垂らしている、すぐに疲れる、忍耐力がない、感情が不安定 etc などと思ったことがあるかと思います。
　漢方でもこどもは大人と違うとされており、五行にも反映されています。
　こどもは「肝」と「心」の働きが活発であり、「腎」「肺」「脾」の働きは不足しています。

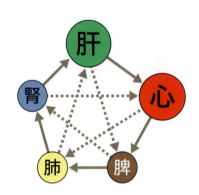

「肝」と「心」の働きが活発

「肝」：「かんの虫」が騒ぎやすい
「心」：「安心」が得づらい

なのに…

「腎」「肺」「脾」の働きは不足

「腎」：おねしょをする
「肺」：よく風邪をひく
「脾」：よくお腹をこわす

　小児科医は、夜泣きに漢方薬をよく使用しますが、この五行が根拠となっています。
　【抑肝散】は「肝」、【甘麦大棗湯】は「心」に作用します。
　五行が違うことによりターゲットとする臓器が違うため、こどもに使う漢方と高齢者に使う漢方が異なります。

11 表と裏

　漢方では、人の体を筒に見立て、その表と裏という形で人の体を分けていました。具体的には頭〜体〜足までの皮膚表面を「表」、内臓（特に胃腸）のことを「裏」として、おおざっぱに捉えていたのです。これは前述した図でも同様のイメージが持てると思います。

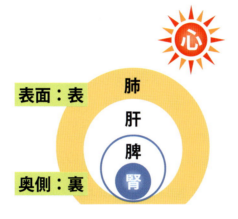

　漢方の教科書などではよくこのような表現がされます。
　"外界の邪はまず表に作用する。そして病期が長くなると次第に、裏（胃腸）に入りこんでいく"
　表と裏の概念を知ると、これはすんなり入ってくるかと思います。
　体の表面で生じる症状は、寒気、発熱、頭痛・首こり、節々の痛み・関節痛などです。これを表証（ひょうしょう）といいます。邪が表にいる証ということです。そして病期が長引くと、次第にお腹の痛みや張り、下痢、便秘などが生じます。これを裏証（りしょう）といいます。
　漢方学では、表証と裏証でそれぞれ邪の追い出し方が違います。
{ ・表証：汗で邪を追い出します。発汗解表（はっかんかいひょう）です。
　・裏証：排便で邪を追い出します。

表と裏をみたとき

「表＝体表」「裏＝内臓」と考えましょう。

例えば【桂枝湯】で、〔桂皮〕〔芍薬〕で表の需要供給、〔生姜〕〔大棗〕で裏の需要供給を整えると言われます。〔桂皮〕〔芍薬〕で体表、〔生姜〕〔大棗〕で内臓の需要供給を調和（営衛調和）していると捉えればわかりやすいかと思います。

コラム⑥ **漢方のメーカー：漢方の一般販売**

　漢方を処方するときに意外と多くのメーカーがあることに気がつくと思います。医療関係者の間ではツムラの漢方薬が有名だと思いますが、それは医療用の漢方製剤の8割がツムラの漢方だからです。

　医療用漢方のシェアNo.1がツムラならば、実は薬局で売られる一般用漢方のシェアNo.1はクラシエです。それはクラシエのほうが飲みやすさに特化した商品開発をしているからだと思います。

　各メーカーの違いを知ると、より漢方の奥深さを知ることができます。そこには、それぞれのメーカーのこだわりが見てとれるからです。それでは、メーカーによる違いをいくつか簡単にまとめてみたいと思います。

株式会社ツムラ：病院における漢方薬の王様

・病院で処方される医療用漢方薬の80%以上がツムラ製です。
・注意点としては、ドラッグストアで販売される一般用漢方薬の多くが医療用の半分の量で製造されていることです。

クラシエ株式会社：一般家庭への漢方薬の伝道師

・一般用漢方製剤の市場シェア1位がクラシエの漢方薬です。
・飲みやすさを追求した漢方だと筆者は考えます。ツムラが顆粒状とやや大きめの粒に対して、クラシエは細粒状で飲みやすく設計されており、お湯にもすぐに溶けます。また錠剤や丸剤も提供し、粉薬が苦手な人にも対応しています。
・一般用漢方は医療用漢方の生薬量の50〜80%程度です。

小太郎漢方製薬株式会社：エキス剤の先駆者としての矜持

・漢方エキス製剤を初めて商品化した業界のパイオニアです。エキス剤の製法にこだわり、他社より多くのエキスを抽出しています。
・マニアックな製品開発をしており、市販の匙倶楽部商品は他社にない独特な処方を提供しています。漢方好きの薬剤師からの信頼が厚いメーカーです。
・添加物として乳糖を使用せず、乳糖不耐症の方にも適しています。

大杉製薬株式会社：商売よりも頑固な職人のこだわり

・グループ企業である高砂薬業株式会社が漢方薬の原料を厳選しており、こだわりが詰まっています。
・ほとんどの一般用漢方薬が医療用と同様の濃度に製造されています。

株式会社東洋薬行：原点を大事に

・最も原点に忠実な企業で、原点に忠実な材料を使用しています。
　例えば【桂枝湯】に多くの企業では〔桂皮〕を使用していますが、東洋薬行では原点にある〔桂枝〕を使用しています。
・大杉製薬株式会社と同様に、ほとんどの一般用漢方薬が医療用と同じ濃度で製造されています。
・トウモロコシデンプンのみを添加物として使用しています。
・乳糖不耐症の方にも適しています。

　各社の漢方薬の構成生薬を見ると多少の違いが見てとれます。そして漢方に詳しい医師や漢方専門店では構成内容から使い分けをしています。例えばクラシエの【葛根湯】は、〔葛根〕が他のメーカーのものに比べて倍量入っています。そのため、肩こり・腰痛で【葛根湯】を出す場合はクラシエのものをあえて出すことがあるそうです。

　筆者は、なんとか飲んでもらいたい一心で使い分けを行っている現状です。自分でもいくつか飲んでみましたが、味的にはクラシエが一番飲みやすい印象があります。同じ漢方なのに味が本当に違います。ぜひ試してみてください。

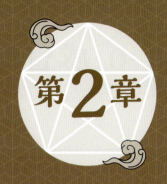

第2章

実際の漢方：
風邪

1 感冒初期に使う漢方
- I【桂枝湯】ツムラ45番
- II【麻黄湯】ツムラ27番
- III【葛根湯】ツムラ1番
- IV【小青竜湯】ツムラ19番
- V【麻黄附子細辛湯】ツムラ127番
- VI【香蘇散】ツムラ70番

2 感冒初期に使う漢方
　　〜特に喉が痛い風邪〜
- I【桔梗湯】ツムラ138番
- II【排膿散及湯】ツムラ122番
- III【越婢加朮湯】ツムラ28番
- IV【参蘇飲】ツムラ66番
- V【麦門冬湯】ツムラ29番
- VI【白虎加人参湯】ツムラ34番

3 感冒初期に使う漢方
　　〜お腹にくる風邪〜
- I【芍薬甘草湯】ツムラ68番
- II【桂枝加芍薬湯】ツムラ60番
- III【小建中湯】ツムラ99番
- IV【人参湯】ツムラ32番
- V【桂枝人参湯】ツムラ82番
- VI【五苓散】ツムラ17番

4 感冒が長引いてきたときに使う処方
　　〜基本処方〜
- I【小柴胡湯】ツムラ9番
- II【柴胡桂枝湯】ツムラ10番

5 感冒が長引いてきたときに使う処方
　　〜喉の痛み〜
- I【小柴胡湯加桔梗石膏】ツムラ109番

6 感冒が長引いてきたときに使う処方
　　〜鼻づまり・副鼻腔炎〜
- I【葛根湯加川芎辛夷】ツムラ2番
- II【辛夷清肺湯】ツムラ104番

7 感冒が長引いてきたときに使う処方
　　〜咳〜
- I【麻杏甘石湯】ツムラ55番
　（【五虎湯】ツムラ95番）
- II【半夏厚朴湯】ツムラ16番
- III【柴朴湯】ツムラ96番
- IV【神秘湯】ツムラ85番
- V【柴陥湯】ツムラ73番
- VI【竹筎温胆湯】ツムラ91番

8 感冒が長引いてきたときに使う処方
　　〜もう一歩のときに使う方剤〜
- I【補中益気湯】（【医王湯】）ツムラ41番
- II【四君子湯】ツムラ75番
- III【六君子湯】ツムラ43番

1-0 感冒初期に使う漢方

裏に邪を入れないための戦い

　感冒初期の考え方は、まさに「気と邪の戦闘」です。敵を体表（「肺」〈生体の外殻〉）で食い止められるか、裏（内部）に侵入されるかの戦闘が漢方での感冒初期です。裏に侵入されないために、「気」を「肺」に送り込み、邪を排除します。

　漢方学で興味深い考えは、邪を最終的に汗とともに追い出すという考え方です。汗をかいていることは邪を排泄していると考えます。逆に汗が出ていないときは邪を排泄できていないということです。

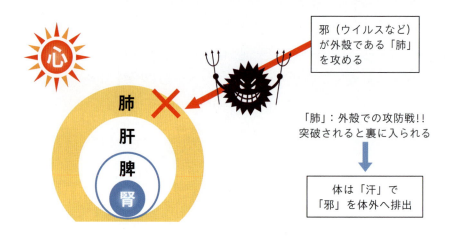

　そのため、漢方薬を使ってなんとか汗を出させます。

1-I 感冒初期に使う漢方
【桂枝湯】ツムラ45番

【桂枝湯】を使うのは、いわゆる鼻風邪です。【桂枝湯】はすでに汗をかいている風邪に使います。つまり、邪を排除しつつある風邪に使う方剤です。

　【桂枝湯】に求められるのは、強力に邪を排除する力ではなく、ちょっと邪の排除を手伝って、体のバランスを戻すことです。
　このような働きをするため、【桂枝湯】は営衛調和の方剤と呼ばれます。
　営衛は営気（補充の気）と衛気（実働の気）のことです。つまり営衛調和とは営気（補充）と衛気（実働）の調和を保つということです。
　ただ、以下では需要と供給（実働と補充）で説明します。
　元来、需要と供給は互いに依存し合い、人体を正常に機能させています。しかし、「邪」の進行によってこの需要・供給のバランスが崩れます。
　そのため【桂枝湯】で需要・供給のバランスを整えます。

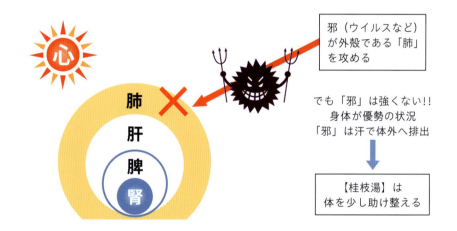

【桂枝湯】の構成生薬

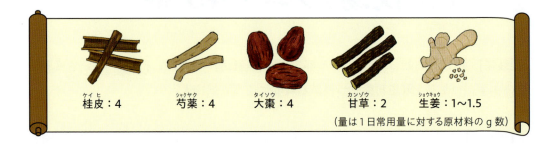

ケイヒ　　　シャクヤク　タイソウ　　カンゾウ　ショウキョウ
桂皮：4　　芍薬：4　　大棗：4　　甘草：2　　生姜：1〜1.5

（量は1日常用量に対する原材料のg数）

⬠〔桂皮〕

〔桂皮〕はシナモンのことです。シナモンによる身体を温める作用は体験したことがあるかもしれません。漢方学的には〔桂皮〕は腎気を上げる＝代謝を上げます。代謝を上げて身体を温め、邪と立ち向かうのです。この作用は、われわれが感冒時に代謝を上げて邪と対峙することと一緒です。

⬠〔大棗〕

〔大棗〕はなつめのことです。楊貴妃も食べたと言われるなつめは、胃腸症状を整えたり、心身の疲れに効果があると言われています。漢方学的には〔大棗〕は脾気を高め、臓器（裏）の陰液を増大させます。脾気を高めるということは、お腹の動きを高め消化を助けるということです。これが心身の疲れに効果がある理由はピンとこないかもしれません。ここにも漢方特有の考え方があります。

「陰液を増やす」ことが心身の疲れに効果がある理由は「肝」や「心」の「陰液」が増えることに由来します。安心には「心」が、かんの虫には「肝」が関係しています。

西洋医学からもイメージできるように、「心」「肝」はとても血流（陰）が多い臓器です。陰が少なくなると相対的に陽気が多くなり、「心」「肝」は陽気過剰になり、安心が得られない状態・イライラが強い状態になります。〔大棗〕は脾気を高め、陰液を生むことにより、その状態を緩和するため精神安定作用があるのです。

⬠〔生姜〕

〔生姜〕は身近な生薬で、食欲を促し身体を温めることが知られています。漢方学的には脾気を裏から表へ引き出します。このような脾気の動きが、食欲増進や身体が温まることにつながります。

★〔芍薬〕〔甘草〕は【芍薬甘草湯】(シャクヤクカンゾウトウ)をイメージする

〔芍薬〕は筋肉のコリを治すもの

　筋肉のコリがなくなることで静脈の血流量が増え、陰を回収します。【芍薬甘草湯】がこむらがえりで使われるのもこのためです。

〔甘草〕は甘いまとめ役

　名前の通り甘く、脾気を増大させます。多くの漢方薬に含まれているのは、生薬を調和してくれるからです。それぞれの生薬の作用をおだやかにし、体に負担をかけにくく、かつより効果が発揮されやすいように調和します。また、「急迫を治す」と言われ、特に少ない生薬で構成されている漢方薬の即効性を引き出します。ただよく知られるように、水を保持する力が強く、使用量が多くなると偽アルドステロン症を引き起こすことがあります。

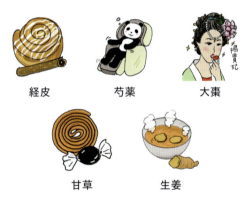

経皮　　芍薬　　大棗

甘草　　生姜

【桂枝湯】の構成生薬がやっていること

　残存する邪を排除し、需要・供給のバランスを整えます。邪に攻められたとき、もともとバランスがとれていた需要・供給はアンバランスになります。邪を排除した証として汗が出てきますが、逆に言えば汗も需要・供給のバランスが崩れた証拠です。われわれが健康な状態を思い浮かべればわかりますが、バランスがとれていれば汗は出ません。邪に進行されたため、需要部隊「気」と供給部隊「陰（血水）」のバランスを崩してでも、汗と一緒に邪を体外へ排出しようとしているのです。

★ 原因の排除

　「気」（実働）や「陰」（補給）を現場に送りつつ、現場での闘いも助けます。〔桂皮〕は腎気（代謝）を上げ、抵抗力を前線に届けます。また〔甘草〕〔大棗〕で陰の生成を

1-I 感冒初期に使う漢方【桂枝湯】ツムラ45番

助けるとともに脾気を高め、〔生姜〕で前線に届けます。こうして「気」と多少の「陰」を前線である「肺」に送り、邪の排出を軽く助けてあげます。

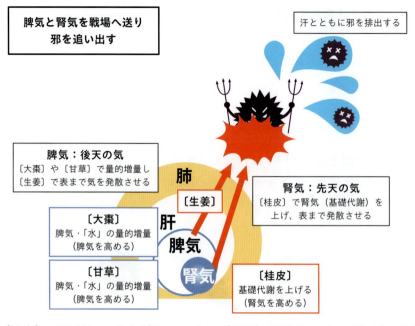

また〔桂皮〕が過剰になりすぎないように〔芍薬〕が働きます。〔桂皮〕が過剰すぎると汗が出過ぎます。それを防ぐために〔芍薬〕を入れ、消耗しすぎないようにするのです。

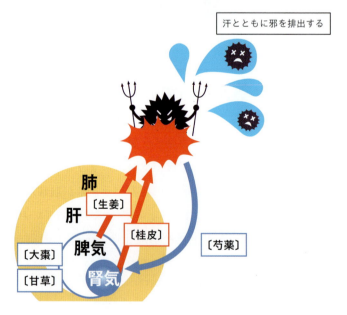

★ 炎症後の後始末：回収系

現場へ「気」や「陰」を送るだけではいけません。戦闘後（炎症後）の戦場を元に修

復しなくてはいけません。特に炎症が起こるとむくむのはご存知の通りです。これに対して〔芍薬〕を使って、筋肉のコリをとり、静脈を開き、戻る道筋をつけます。こうして邪を退け、そのうえで体のバランスを整えます。

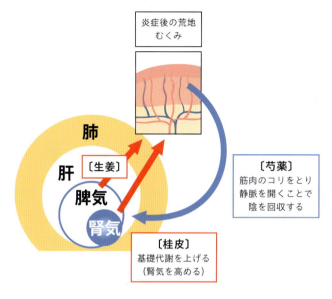

【桂枝湯】で確認しておきたいこと

⭐ 【桂枝湯】の最大の特徴は営衛のバランス（営衛調和）

　調和のために重要なのが、〔桂皮〕と〔芍薬〕が同量で入っていることです。〔桂皮〕をアクセルとすると〔芍薬〕がブレーキ役になります。腎気（代謝）を上げる〔桂皮〕だけでは汗が止まらなくなることがあります。そこに〔芍薬〕という水の回収役を入れることで、汗を出し過ぎないようにするのです。〔桂皮〕と〔芍薬〕のバランスが【桂枝湯】のポイントです。【桂枝湯】が汗（+）の風邪に使われるのはこのためです。いい塩梅の方剤なのです。

⭐ 〔大棗〕や〔生姜〕も実は裏（内臓）の営衛調和

　実は【桂枝湯】は裏の需要・供給バランスの調和（営衛調和）もしています。
・表：体表では〔桂皮〕が実働部隊、〔芍薬〕が供給部隊です。
・裏：内臓では〔大棗〕で脾気や陰の量的増強を促し、それを〔生姜〕が表出させます。
　つまり、〔大棗〕が供給部隊で〔生姜〕が実働部隊ということです。【桂枝湯】＝表・裏のバランスの調和というのが納得いただけるのではないでしょうか？

筆者の考える【桂枝湯】

　筆者は【桂枝湯】の構成生薬を見たとき、まさに風邪の対応と思いました。
　風邪のときの基本は「温かくして、栄養とって、ゆっくり寝る」ことです。【桂枝湯】がやっているのはまさにこれなのです。
　〔桂皮〕が腎気を上げ、代謝を促進します。また〔生姜〕も脾気を裏から表へ引き上げます。つまり体を温めます。
　〔生姜〕と〔大棗〕の組み合わせは、食欲を増進させる効果があります。生姜は辛味で食欲を刺激し、大棗は甘味で食欲を増します。しかし、甘すぎると胃がもたれます。生姜の辛味がその甘味を和らげることで胃もたれを防ぎます。一方、大棗の甘味は生姜の辛味を抑えます。これにより、両者が互いの短所を補い合い、結果として食欲が増し、栄養をしっかり摂取できるようになります。
　さらに〔大棗〕には裏の陰を増やすことによる精神安定作用があります。つまりゆっくり休める土台をつくります。
　これらの生薬によって、漢方で風邪のときの基本対応をやっているのです。

温かくして、栄養とって、ゆっくり寝る

　しかも、脱水を〔芍薬〕で防いでいます。これが【桂枝湯】のバランスの良さです。
　さらに「脾」を守っています。〔大棗〕や〔甘草〕で脾気や陰の量的な増強をしてから、それを前線に送る構成となっています。もしこの増強なしに脾気を前線に送りこもうとするならば、それは「脾」に何の助けもなく無理やり脾気を引き出し、前線に送り込んでいる状態になります。後述する【麻黄湯】はまさにそのような方剤です。戦闘が一過性であれば、多少「脾」に無茶させてもいいかもしれません。しかし長引くと確実に「脾」にダメージが蓄積して闘えなくなります。だから〔大棗〕や〔甘草〕で「脾」を守るのです。

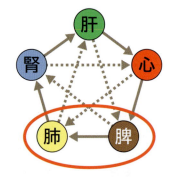

　これを五行で見てみましょう。
　「脾」と「肺」が隣り合っています。つまり「肺」での戦闘は必ず「脾」にもダメージを与えます。実際に、風邪が長引くと食べられなくなるのはこのためです。〔大棗〕や〔甘草〕であらかじめ「脾」を守っているのです。

【桂枝湯】の応用使用

●ほてり [1]

　ほてりを陽気の過剰と捉えると、営衛のバランスを整える桂枝湯が使われるのも理解できます。

●冷え性 [2]

　これも需要と供給のバランスの改善と考えるとわかりやすいです。さらに〔桂皮〕が腎気亢進（代謝亢進）と考えると納得がいきます。

古典で見る【桂枝湯】

・太陽中風の状態では、陽気が強くて陰気が弱いため、熱が自然に発生し、汗が自然に出てしまいます。このような状態では、寒気を感じやすく、風を嫌い、熱が出たり、鼻が鳴ったり、乾いた吐き気が現れることがあります。この場合、桂枝湯が適しています。

・太陽病で、頭痛と発熱があり、汗が出て風を嫌う状態のことを指します。この場合、桂枝湯が適しています。

・太陽病で病気の外的な症状がまだ治まっていない場合、脈が浮いていて弱いときには、汗をかくことで症状を解消するべきです。この場合、桂枝湯が適しています。

・太陽病で最初に発汗させても症状が治まらず、さらに下剤を使用した場合でも、脈が浮いているときには治りません。浮いた脈は病気が外にあることを意味しており、これを下剤で治そうとしても治りません。外的な症状を解消すれば治るはずです。この場合、桂枝湯が適しています。

・常に汗が出る病気は、栄気が和らいでいるためです。栄気が和らいでいるときには、外が調和していないため、治りません。これは、衛気が栄気と調和していないためです。栄気は脈の中を流れ、衛気は脈の外を流れます。再び汗をかくと、栄気と衛気が調和して治ります。この場合、桂枝湯が適しています。

・患者に他の病気がない場合、ときどき発熱して汗が出ても治らないのは、衛気が調和していないためです。このときに汗をかかせると治ります。この場合、桂枝湯が適しています。

引用・参考文献

1) 中江啓晴ほか. 桂枝湯が奏功した"火照り"の2例. 日本東洋心身医学研究. 30, 2015, 22-4.
2) 岩崎勲. ある慢性疾患における桂枝湯の使用. 漢方の臨床. 54, 2012, 1723-8.

コラム⑦ 脾気を増大させる理由：現代医学知識

　腸管の主要な働きは消化吸収なのはご存知の通りです。しかし近年の研究で、腸管が免疫機関としても極めて重要であることがわかってきました。

　多くの病原細菌は口から入り、腸などを通して体内に侵入します。これらの病原体の侵入から身を守るために、腸にはさまざまな免疫細胞やウイルス、病原体と戦う抗体が大量に存在しています。実際に免疫システムを担う免疫細胞の6～7割は腸管に存在します。これが「腸は最大の免疫器官」と呼ばれる理由です。そう考えると、邪と戦うときに脾気を増大させることはとても理にかなっていると思いませんか？

　現在、R－1のヨーグルト（株式会社明治）などを飲食することで風邪を予防するものが販売されています。「腸は最大の免疫器官」であるという考え方から作られたヨーグルトと思いますが、この考えを基に作られた漢方薬はすでに存在していたのです。つまり、平安時代に作られた漢方は、時代を先取りした医療なのです。

1-Ⅱ 感冒初期に使う漢方
【麻黄湯】ツムラ27番
（マオウトウ）

【麻黄湯】を使うのは、いわゆるインフルエンザです。「気」を強制的に通す方剤です。

【麻黄湯】と【桂枝湯】の適応の違いは、邪が強すぎて追い出せないことです。「邪」が強すぎるため、そこで「気」や「陰」の停滞が起き、悪寒戦慄、汗が出ない、関節痛のような症状が出ます。この状態に使うのが【麻黄湯】です。

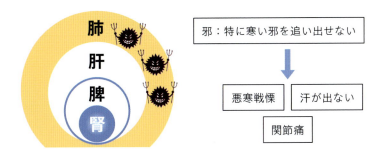

アニメで一時的にパワーアップする技がありますね。例えば『ドラゴンボール』の界王拳が【麻黄湯】です。一時的にでも無理やり「気」を通し、「邪」を体外に発するのです。このような一時的なパワーアップの際、自分へのダメージは考えません。一刻も早くやっつけることが重要になります。

実際に【麻黄湯】は【桂枝湯】と違って「脾」へのダメージをほとんど考えていません。

【麻黄湯】の構成生薬

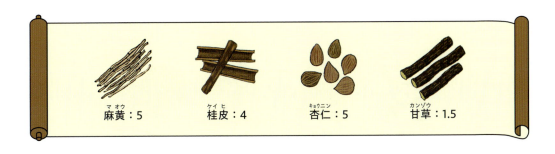

麻黄：5　桂皮：4　杏仁：5　甘草：1.5

⬠〔麻黄〕

　〔麻黄〕≒ エフェドリンです。エフェドリンには交感神経興奮作用があります。この知識があれば、〔麻黄〕は無理やり「気」を通す！（⇔〔桂皮〕に強制力はありません）ということが理解できると思います。

⬠〔麻黄〕〔杏仁〕

　〔麻黄〕＋〔杏仁〕の組み合わせは喘息の治療としても有名です。〔杏仁〕は、肺にある「気」を整え、「気」を表から裏へ降ろします。「肺」に「気」が滞っている状態、つまり「肺」に「気」が余分にあるとき、その余分な「気」が体外へ排出されます。それが咳です。〔杏仁〕には「気」を裏へ引き込むことにより咳止め効果があるのです。また〔麻黄〕の気管支平滑筋弛緩作用と相性がいいです。

⬠〔桂皮〕〔甘草〕

・〔桂皮〕腎気を高め、基礎代謝を上げます。
・〔甘草〕脾気を高めます。副作用を出にくくし、即効性を高めます。

〔麻黄〕と他の生薬との組み合わせ
　　①〔麻黄〕＋〔桂皮〕
　　②〔麻黄〕＋〔杏仁〕の組み合わせが出てきました。
　生薬としての〔麻黄〕の主効能を3つ抽出すると、発汗促進、気管支拡張作用、浮腫の改善になります。〔麻黄〕は生薬との組み合わせでどの作用が強く出るかが決まります。
　【麻黄湯】で出てきた組み合わせでは以下が強く出ます。
　　〔麻黄〕＋〔桂皮〕＝発汗促進（邪の排出）
　　〔麻黄〕＋〔杏仁〕＝気管支拡張作用

　　　　麻黄　　　　経皮　　　　杏仁　　　　甘草

【麻黄湯】の構成生薬がやっていること

⬟ 原因の排除

- 〔麻黄〕は強制力を持って「気」を無理やり通し、「邪」を退けます。
- 「邪」を追い出した証が汗です。
  ➡ そのため、麻黄湯は汗をかくまで投与し、汗をかいたら中止します。

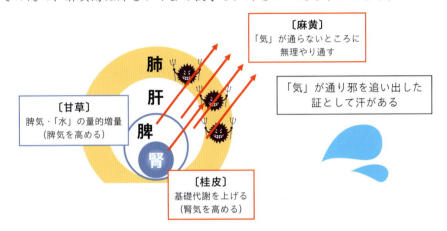

⬟ 回収系

- 「気」の巡りへ介入をする【麻黄湯】において、回収系を務めるのが〔杏仁〕です。
- 〔杏仁〕は肺気を整え、余分な「気」を裏へ回収します。

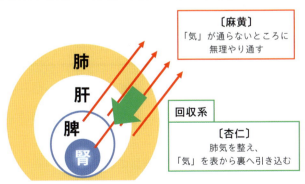

　このように、無理やり邪を排除するのが【麻黄湯】です。「気」を強制的に動員し邪をやっつけるのはまさに界王拳です。

【麻黄湯】は強制力のある漢方です

だからこそ余力が多くない高齢者には少し強い漢方薬です。

対して、こどもは〔麻黄〕に強いことが知られています。【麻黄湯】の添付文書に乳児の適応がしっかり書かれているのはそのためです。

【麻黄湯】で確認しておきたいこと

⬟ 生薬から見る【麻黄湯】と【桂枝湯】の大事な違い

〔麻黄〕の有無による違いはなんとなく理解できたと思います。そのうえで、もう一つ大事な違いは以下の通りです。

【麻黄湯】：ほぼ「気」の動きのみに重点が置かれています。

【桂枝湯】：「気」だけでなく「陰」の動きもかかわっています。

こうした背景により、回収系はそれぞれ以下になるわけです。

【麻黄湯】は〔杏仁〕

【桂枝湯】は〔芍薬〕

この違いにより使い分けを考えることができます。詳しくは後述します。

【麻黄湯】の応用使用

● RS ウイルスに対して効果があるかもしれないと言われています[1,2]。

● ただし、突発性発疹症、アデノウイルスに対しては効果が不十分なことが知られています。

傷寒論で見る【麻黄湯】

・太陽病で、頭痛や発熱があり、全身が痛み、腰が痛み、骨や関節が痛む状態において、風を嫌い、汗が出ずに息苦しい場合には、麻黄湯が適しています。

・脈が浮いている場合は、病気が表面にあることを意味します。汗をかかせることで治すことができます。この場合、麻黄湯が適しています。

引用・参考文献

1) 鍋島茂樹. 漢方薬の麻黄湯による RS ウイルス感染阻害とそのメカニズム. 臨床とウイルス. 50 (2), 2022, 123.
2) Fujikane, A. et al. Ephedrae Herba and Cinnamomi Cortex interactions with G glycoprotein inhibit respiratory syncytial virus infectivity. Commun Biol. 5, 2022, 94.

コラム⑧ 【三拗湯(サンヨウトウ)】

　【三拗湯】は、実際には方剤として作られていない処方で、〔麻黄〕〔杏仁〕〔甘草〕で構成されています。この３つの生薬で「肺気」の巡りに強制力と回収力をもたらしています。

　【三拗湯】はいくつかの漢方の骨格を形成しており、そのひとつが【三拗湯】に〔桂皮〕を加えた【麻黄湯】です。【三拗湯】の肺気の巡りに麻黄＋桂皮の邪を排出する力が加わったのが【麻黄湯】と考えるとわかりやすいかもしれません。

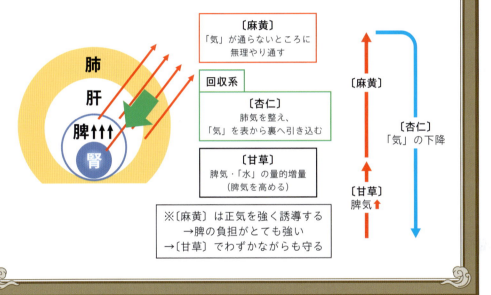

1-III 感冒初期に使う漢方
【葛根湯】ツムラ1番
（カッコントウ）

風邪の引き始めの【葛根湯】。「気」と「水」の鬱滞を強制的にとる方剤です。

【葛根湯】の構成生薬

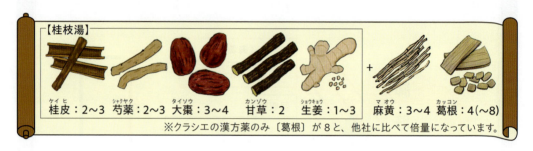

【桂枝湯】＋〔麻黄〕＋〔葛根〕＝【葛根湯】です。

つまり【桂枝湯】に〔麻黄〕で「気」に強制力をもたせています。そのうえで〔葛根〕で頭部から背中にかけての気・水の鬱滞をとる生薬です。

経脈と〔葛根〕の関係

ここで、初めて出てきた〔葛根〕についてみていきましょう。

〔葛根〕は、表層にたまった「気」を効率よく体外へ発散させるとともに、頭部から背中にかけての気・水の鬱滞をとる生薬です。

本書で多くの経脈を取り上げるつもりはありませんが、先人の観察眼の凄さを示す一例として、一つの経脈を紹介します。

「太陽膀胱経」（たいようぼうこうけい）という経脈があります（詳細は成書でご確認ください）。この「太陽膀胱経」は人が邪から攻撃を受けたときに最初に被害を受ける経脈と言われています。

「太陽膀胱経」は、額から始まり背中を通って足に至ります。

風邪を引いたときに頭痛が起こるのは、この経が障害を受けるからです。また「太陽膀胱経」で出てくる膀胱は、漢方学でも「水」に携わる臓腑です。この経脈がやられることにより膀胱機能が失調し、「水」の鬱滞に弱い「脾」に影響を及ぼし、消化器症状

を起こすとされています。実際に、小児科でよく使われている【五苓散】は、この膀胱をターゲットとしている漢方です。

〔葛根〕のターゲットは「太陽膀胱経」です。この「太陽膀胱経」の気と水の鬱滞を取り除きます。だから【葛根湯】の適応に頭痛、肩こり、背中のコリなどが入るのです。また、膀胱もカバーするため下痢にも効果があります。〔葛根〕は葛湯（くずゆ）のくずであり、整腸作用も知られています。

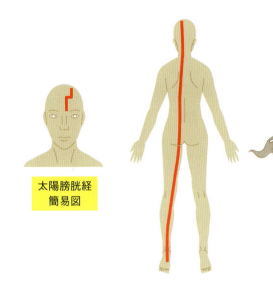

太陽膀胱経
簡易図

1-Ⅲ 感冒初期に使う漢方【葛根湯】ツムラ1番

この、「太陽膀胱経」の気・水の鬱滞をとることが「風邪の引きはじめの葛根湯」につながります。骨格に【桂枝湯】が入っているため、上気道症状もカバーできますし、膀胱をカバーする〔葛根〕のおかげで下痢にも効きます。また〔麻黄〕による強制力もあるため、「気」と「水」の鬱滞を強制的にとる作用につながります。

風邪のひき始めに、どの症状でも使える強い方剤、すなわち"風邪の引き始めの葛根湯"となったわけです。

【葛根湯】の構成生薬がやっていること

【葛根湯】は【桂枝湯】に〔麻黄〕と〔葛根〕を加えた処方です。"風邪のひき始めの葛根湯"と言われるように、まだ汗が出ていない状態で使用します。そのため、【桂枝湯】に〔麻黄〕を加えて強制力を持たせています。

65

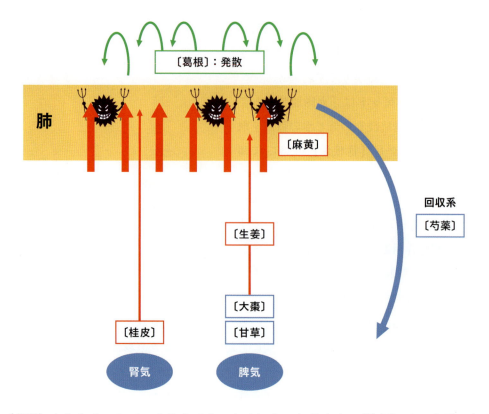

　〔葛根〕が加わることで、より応用力のある処方となります。〔葛根〕は、表層にたまった「気」を効率よく体外へ発散させるとともに、頭部から背中にかけての「気」や「水」の鬱滞を解消します。邪が最初に攻め立てる経路（太陽膀胱経）を開放し、「気」と「水」を強制的に通じさせます。そのことにより風邪の引き始めの頭痛や肩こり、背中の凝りなども解消します。

【葛根湯】の応用使用

　「太陽膀胱経」の「気」と「水」の鬱滞開放、〔麻黄〕による強制力という観点から考えると、頭痛、肩こり、腰痛[1]、顎関節症[2]、中耳炎[3]、などの症状に使用する理由が納得できるのではないでしょうか？

　後述しますが、〔麻黄〕製剤はエフェドリンの覚醒作用から夜尿症などにも使われます。特に「太陽膀胱経」にかかわる【葛根湯】も夜尿症に使われます。

- 夜尿症[4]
- 起立性調節性障害

　朝起きれず、頭痛がひどい例に使われます。

　頭痛の解消と覚醒作用を期待して朝一に飲ませることが多いです。

⬠ メーカーの違いによる【葛根湯】の応用使用

　クラシエの葛根湯は〔葛根〕の量が２倍です。頭痛や腰痛などが主症状のときにあえてクラシエを選択して処方することがあります。

傷寒論で見る【葛根湯】

・太陽病で、首や背中がこわばって動きにくく、汗が出ず、風を嫌う場合には、葛根湯が適しています。

・太陽病と陽明病が同時に発症する場合、必ず下痢をします。この場合、葛根湯が適しています。

［参考］

・太陽病で首や背中がこわばって動きにくく、反対に汗が出て風を嫌う場合には、桂枝加葛根湯が適しています。

引用・参考文献
1) 貝沼茂三郎. 葛根湯. 薬局. 73 (9), 2022, 2386-7.
2) 渡辺秀司ほか. 歯科治療に漢方をデザインする意味：歯周病・顎関節症と補中益気湯・葛根湯. 歯界展望. 140 (1), 2022, 156-67.
3) 境修平. 抗菌薬の適応とならない急性中耳炎×葛根湯. 日本医事新報. 5055, 2021, 14.
4) 高村光幸. 腎・泌尿器疾患. 小児科診療. 85 (1), 2022, 103-6.

コラム⑨ 【桂枝湯】と【麻黄湯】と【葛根湯】

　これらの漢方は大きく２つに大別できると思います。
①回収系による違い、脾のフォローをしているか
②〔麻黄〕が入っているかどうかによる違い

①回収系による違い、脾のフォローをしているか

　【桂枝湯】と【葛根湯】はともに〔芍薬〕を使用しています。また構成生薬に〔大棗〕〔甘草〕〔芍薬〕（＋〔葛根〕）のように水に作用するものが含まれます。
　対して【麻黄湯】は回収系に〔杏仁〕を使用しており、気の巡りに特化した漢方です。

この違いにより、【麻黄湯】のほうが「咳」、【桂枝湯】【葛根湯】のほうが「鼻水」に、より強い漢方だといえます。

　また【桂枝湯】【葛根湯】はともに脾を助けるものが入っています。それに対して【麻黄湯】は脾などお構いなしです。そのため身体が弱い人には、【桂枝湯】【葛根湯】のほうが適した処方となります。

②〔麻黄〕が入っているかどうかによる違い

　風邪薬を考えるときに〔麻黄〕の有無は重要です。なぜなら〔麻黄〕には強制力があるからです。

　【桂枝湯】のようにただ助け整えるものと違って、〔麻黄〕が入ることによって自ら戦場へ介入していく、戦いに行くことを意味します。

　漢方学で邪と十分戦える状態を「実」、戦えない状態を「虚」と考えます。そう考えたときに以下の使い方は納得できるのではないでしょうか？

・実証で使う漢方：戦える人に対する漢方
　　【麻黄湯】：体力が充実した人の風邪の初期、無汗
　　【葛根湯】：体力が中等度以上の風邪の初期、無汗

・虚証で使う漢方：戦えない人に対する漢方
　　【桂枝湯】：体力虚弱で、汗が出る人の風邪

　また〔麻黄〕の強制力が必要な場面は邪が強くて排除できない場面です。つまり、排除できた印である汗が出ていない場面です。【葛根湯】は、すべての風邪の引き始めではなく、汗をかいていない、寒気のする風邪の初期に使うものです。

　実のところ筆者は、こどもの風邪の初期には汗の有無にかかわらず【葛根湯】か【麻黄湯】を処方しています。

　その理由は、こどもの五行のバランスが関係しています。前述したように、こどもの五行は「肝・心」が盛んで、「腎・脾・肺」が弱いのが特徴です。「腎」がもともと弱いため、抵抗力が低く、「肺」も弱いためすぐに鼻が詰まってしまいます。そのため、麻黄の強制力が必要だと考えています。

　また、こどもは麻黄に強いことが知られています。そのため、こどもの風邪の初期には【葛根湯】もしくは【麻黄湯】を使用することが多いです。咳と鼻水のどちらが強いか、胃腸症状はあるのかを考えながら【葛根湯】か【麻黄湯】の初期投与をしています。

1-IV 感冒初期に使う漢方
【小青竜湯】ツムラ19番

水っぱなに効果があることで有名な【小青竜湯】ですが、実際は代謝（腎気）が落ちている人の風邪に効果があります。

　基礎代謝とむくみに関して、以下のことが知られています。
・基礎代謝が高いと体内の水分の流れが活発になる。
・基礎代謝が低いと体内の水分の流れが悪くなりむくむ。
　漢方学でも同じです。基礎代謝が落ちる、つまり「腎」の気が少なくなるとむくみます。「腎」は「水」を管理する臓なので、「腎」の元気がなくなると「水」の巡りも悪くなります。
　【小青竜湯】は腎気が下がって代謝が悪く、体に「水」が溜まってしまっている人が風邪をひいたときに使用します。もともと体に「水」が溜まっているので、ちょっとの邪の刺激で透明な「水」が溢れ出してしまうのです。これが【小青竜湯】＝水っぱな処方、と言われる所以です。
　前述したように、邪と十分戦える状態を「実」、戦えない状態を「虚」と言います。【小青竜湯】を使うときは、腎気が落ちているので「虚」の状態です。戦うためには腎気を補充し、体に溜まった「水」を排出し、体の冷えをとる必要があります。そして戦える状態にしてから戦うのです。

【小青竜湯】の構成生薬

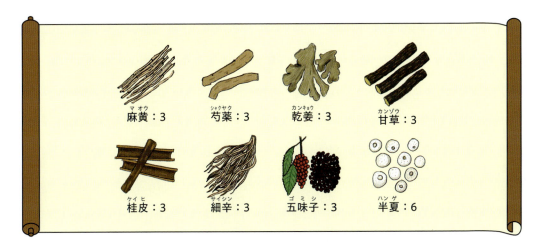

構成生薬を考えるうえで、〔麻黄〕〔芍薬〕〔桂皮〕のグループと、〔乾姜〕〔甘草〕〔細辛〕〔五味子〕〔半夏〕のグループの、2つに分けて考えるとわかりやすいです。

前述したように【小青竜湯】が適応となる症例では、腎気が落ちています。その状態で邪と戦うためには腎気を補充し、体に溜まった「水」を排出し、体の冷えをとる必要があります。それを〔乾姜〕〔甘草〕〔細辛〕〔五味子〕〔半夏〕で行います。

✦〔五味子〕

【小青竜湯】の特徴の一つが〔五味子〕です。その名の通り、5つの味がする実です。筆者はこの〔五味子〕の名前の由来を知ったとき、宮崎 駿監督の『風の谷のナウシカ』を思い出しました。作中では"チコの実"という非常に栄養価が高く滋養強壮効果がある実が登場します。登場人物のアスベルが「不思議な味がする」と評した実です。この「チコの実」＝「五味子」と考えるととてもイメージしやすくなります。また、〔五味子〕はイチロー選手でお馴染みのユンケル®にも入っています。つまり滋養強壮の効果があるわけです。〔五味子〕は腎の陰陽をともに補強し、腎を助けます。

✦〔細辛〕

筆者は唐辛子のことかと思っていましたが、それとは別物です。ただ、唐辛子のイメージを持っていると効果はわかりやすいと思います。唐辛子を食べると汗だくになりますね。〔細辛〕には腎気を表に引き出す効果があります。つまり代謝を表出させる力があるのです。

✦〔乾姜〕

乾燥した生姜です。〔生姜〕と同様に「気」を裏から表に通じさせる作用があります。ただし〔生姜〕は脾気を表へ通じさせるのがメインに対して、〔乾姜〕は脾気を膨らませて腎気を補う効果が強いとされています。

> 腎が弱っているとき：〔乾姜〕
> 脾が弱っているとき：〔生姜〕

【小青竜湯】は腎気に問題がある人に使用するため〔乾姜〕が適しているわけです。

✦〔半夏〕

動けなくなった「水」を動かし、本来の流れに戻す役割があります。

☆〔甘草〕

脾気を増大させ、副作用をおだやかにし、即効性を出します。

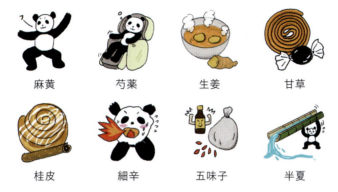

【小青竜湯】の構成生薬がやっていること

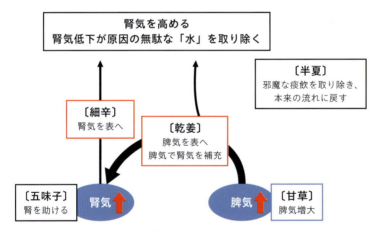

　腎気が下がって代謝が悪く、体に「水」が溜まってしまっている人が風邪をひいたときに使用します。〔五味子〕で腎気を上げ、〔細辛〕でこれを表に出します。〔細辛〕が腎気を表に出すことで体は温まります。それを助けるのが〔乾姜〕です。〔甘草〕で増大させた脾気を〔乾姜〕で表に上げるとともに、一部腎気補充に動きます。この動きが〔乾姜〕の裏を温める作用となります。この「気」の動きを助けるのが〔半夏〕です。体で生理機能を有さず溜まっている痰飲を〔半夏〕が取り除くことで体の巡りを整えます。そうして戦える環境を整えたうえで、〔麻黄〕〔桂皮〕で戦うのです。

　また「水」が漏れ出ている状態にあるため、回収系は〔芍薬〕を使用します。

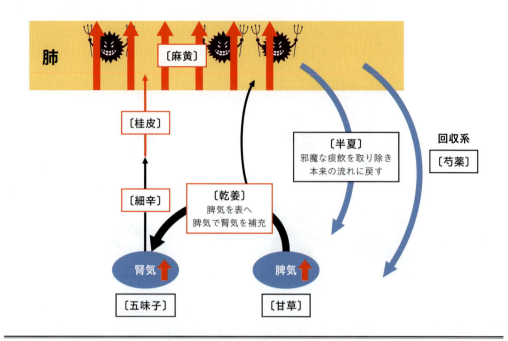

【小青竜湯】の応用使用

- 花粉症[1] 　● 肺水腫[2]

肺と水が関わるものに使われます。

- 夜尿症[3]

〔麻黄〕はエフェドリンの覚醒作用から夜尿症などにも使われます。小青竜湯は温める作用が強いため、筆者は冬場に悪化する夜尿症にも用いています。

傷寒論で見る【小青竜湯】

・傷寒（かぜ）の症状がまだ治らず、心下（みぞおち）のあたりに水気が溜まっていて、空えづきをし、発熱して咳をします。また、喉が渇いたり、下痢をしたり、飲み込むのが難しかったり、小便が出にくかったり、少腹（下腹部）が膨れていたり、喘息のような症状がある場合には、小青龍湯が適しています。

・傷寒の症状で心下に水気が溜まり、咳が出て微かに喘息のような症状があり、発熱があり、喉が渇かない状態には小青龍湯が効きます。喉が渇くようになるのは、寒気がとれて病気が治りかけていることを示しています。

[参考]【小青竜湯】を使用したいが、〔麻黄〕を使いたくない方に対して【苓甘姜味辛夏仁湯】という漢方があります。

引用・参考文献
1) 米倉修二ほか. スギ花粉症に対する小青竜湯の効果の検討. 耳鼻咽喉科免疫アレルギー. 38 (4), 2020, 176.
2) 斎藤淳一ほか. 小青竜湯が奏功した超巨大後腹膜腫瘍摘出後の難治性肺水腫の1例. ICUとCCU：集中治療医学. 36 (8), 2012, 607-11.
3) 高村光幸. 腎・泌尿器疾患. 小児科診療. 85 (1), 2022, 103-6.

1-V 感冒初期に使う漢方
【麻黄附子細辛湯】ツムラ127番
（マオウブシサイシントウ）

高齢者の風邪の初期には【麻黄附子細辛湯】。
こどもでも、受験生など体力が消耗しているときの風邪の初期には【麻黄附子細辛湯】。

「腎気」が少ない状態で強い邪に襲われたときに使う漢方です。筆者は生命力が弱っている方の【麻黄湯】と考えています。「腎気」が少ない状態で、例えばインフルエンザのような強い邪に襲われたとき、体から自力で邪を追い出せず、強いだるさや寒気が起こります。ここで〔麻黄〕を使って邪を強制的に追い出したいのですが、そもそも「気」が少ないので〔麻黄〕で引き出せるものがないのです。この状態に対して【麻黄附子細辛湯】は無理やり「腎気」を作り、それを使って〔麻黄〕で邪を追い出します。

生命力が弱っている方の【麻黄湯】といいましたが、【麻黄附子細辛湯】も【麻黄湯】と同様に「気」の巡りにしか作用しません。また「脾」に対する配慮もされておらず、長期間使うのには不向きかと思います。

【麻黄附子細辛湯】の構成生薬

名前の通り、〔麻黄〕〔附子〕〔細辛〕の三薬からなります。

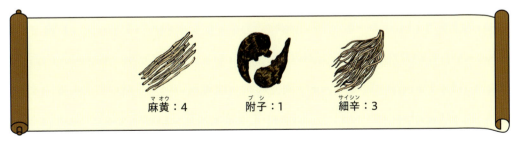

麻黄：4　　附子：1　　細辛：3

⬟〔麻黄〕

エフェドリン：「気」の強制力があります。

⬟〔附子〕

〔附子〕がトリカブトであることは聞いたことがあるかもしれません。漢方ではあの

神経毒のトリカブトを弱毒化して使用しています。トリカブトには神経毒性があり、最初は刺激興奮作用、のちに麻痺を起こします。神経刺激興奮作用として、四肢の痺れ・灼熱感、発汗、心悸亢進などが起こります。生薬として使われる〔附子〕にも同様の作用があり、神経痛に対する鎮痛効果、強心効果、新陳代謝機能亢進などがあります。

漢方学では〔附子〕は腎気を膨らませ、拡散させるといわれています。ただし、長期間使用するとやはり毒性が問題となります。神経症状、動悸、のぼせ、口や舌の痺れ、悪心などを起こすことがあります。特にこどもでは副作用が起こりやすいので注意が必要です。

〔細辛〕

腎気を裏から表に出させます。

麻黄　附子　細辛

【麻黄附子細辛湯】の構成生薬がやっていること

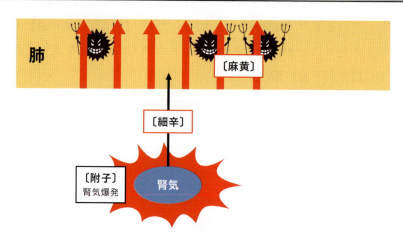

〔附子〕で腎気を爆発させ、〔細辛〕で表出させます。そのうえで〔麻黄〕で無理やり通し、邪を追い出します。通常、漢方薬で入っている回収系がまったく備わっていない、文字通り、背水の陣のような構成です。"生命力が弱っている方の【麻黄湯】"の表現は、しっくりくるのではないでしょうか？ こどもでは受験生のときの風邪によく使われます。また滅多に風邪をひかない方の発熱に対して【麻黄湯】や【葛根湯】よりも効果があることがあります。それは、滅多に風邪をひかない人が風邪をひくのは、無理を重ねて体が弱り切ったときだからです。

【麻黄附子細辛湯】の応用使用

〔附子〕：トリカブトの神経鎮痛効果を全面に活用した使用方法があります。
- 筋性疼痛[1]

    頸椎症や寝違えによる頸部〜肩の筋性疼痛[1]

古典で見る【麻黄附子細辛湯】

・少陰病（体の奥深くにある冷えの症状）が始まったばかりのときに、逆に発熱があり、脈が沈んでいる場合には、麻黄細辛附子湯が適しています。

引用・参考文献
1) 宮西圭太. 運動器疾患に使える漢方. 日本医事新報. 5135, 2022, 18-30.

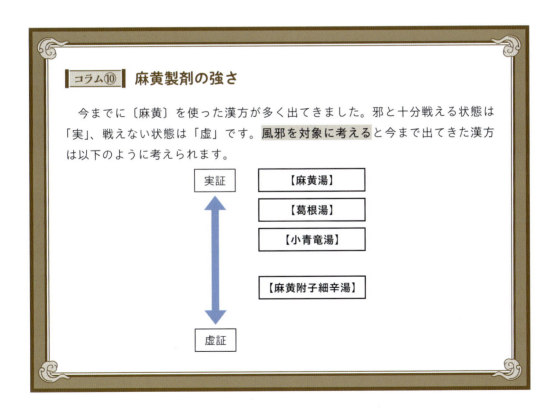

コラム⑩　麻黄製剤の強さ

今までに〔麻黄〕を使った漢方が多く出てきました。邪と十分戦える状態は「実」、戦えない状態は「虚」です。風邪を対象に考えると今まで出てきた漢方は以下のように考えられます。

実証
- 【麻黄湯】
- 【葛根湯】
- 【小青竜湯】
- 【麻黄附子細辛湯】

虚証

コラム⑪ 麻黄製剤と花粉症

　感冒で使う麻黄製剤を説明してきました。いずれも風邪の初期に使うのが主な使い方です。そのなかで【小青竜湯】はバランスがよく、特に「水」の鬱滞を改善する能力があるため、風邪の中期でも使われるようになりました。花粉症で使われるのもそのためです。

　しかし、どうして【小青竜湯】が花粉症に効くのでしょうか？

　その理由は〔麻黄〕にあります。〔麻黄〕はエフェドリンであると述べましたが、数種類のエフェドリン類を有しています。そのなかでも、エフェドリンとプソイドエフェドリンの含有量が多いと言われています。そして、このプソイドエフェドリンは抗炎症作用が強く、アレルギー性鼻炎薬であるディレグラ錠（LTL ファーマ株式会社）にも配合されています。

　つまり、この〔麻黄〕がアレルギー性鼻炎に効果がある主成分になります。こうした理由からほとんどすべての麻黄製剤は花粉症に使われます。今まで出てきた麻黄製剤のほかに、【越婢加朮湯】【麻杏甘石湯】【神秘湯】などこれから説明する麻黄製剤も花粉症に用いられます。そして、生薬の組み合わせから、アレルギー性鼻炎のなかでも使い分けが行われてきたのです。

- ●透明な鼻水主体→【小青竜湯】
- ●冷え・新陳代謝低下・高齢者→【麻黄附子細辛湯】
- ●膿性鼻汁・鼻閉・頭痛→（【葛根湯】）【葛根湯加川芎辛夷】
- ●アレルギー性結膜炎・浮腫性鼻閉→【越婢加朮湯】
- ●咳が強く出る→【麻杏甘石湯】【五虎湯】

　ただ、麻黄製剤のなかでも【麻黄湯】や【葛根湯】は長期使用は推奨されていません。また【麻黄附子細辛湯】も構成生薬から考えると長期使用に向きません。特に〔附子〕に弱いと言われているこどもに関しては使用を慎重に判断し、副作用に対しても十分に注意する必要があると考えます。

| コラム⑫ | 〔麻黄〕：エフェドリンの覚醒作用

　風邪薬としての〔麻黄〕を見てきました。しかし今まで出てきた〔麻黄〕製剤でも、〔麻黄〕の覚醒作用に注目するとまったく違う使い方ができます。

【葛根湯】

　最大の特徴は〔葛根〕による「太陽膀胱経」に対する作用で、頭痛や肩こりにも効果があります。この〔葛根〕の作用に【桂枝湯】のバランス調和作用と、〔麻黄〕の覚醒作用を組み合わせたときに使い方の用途が広がります。それは起立性調節障害の起床困難に対してです。

　朝起きれない症例に対して、覚醒を促すために〔麻黄〕を用います。特に起立性調節障害の場合、朝方の頭痛に悩まされているケースがあります。この頭痛に対して〔葛根〕が効果があります。

　また〔葛根〕が「太陽膀胱経」に作用することで夜尿症にも使用されます。〔麻黄〕の覚醒作用はアラーム療法のような役割を果たします。

【小青竜湯】

　【小青竜湯】は、腎気が弱く、体に「水」が溜まっている状態に使用します。腎気を上げ、身体を温める作用があります。〔麻黄〕による覚醒作用もあり、クラシエでは錠剤もあるため、筆者は冬に悪化する夜尿症に対して【小青竜湯】を使用します。

【麻黄附子細辛湯】

　【麻黄附子細辛湯】も自律神経失調症に使われます。今まで元気だった子が、急に学校へ行けなくなったことに対して、それが無理を重ねた結果、弱り切った状態であると判断した場合です。起立性調節障害のなかでも低体温・冷え性の子に使われる傾向があります。覚醒作用の他、体を温めて眠りをサポートする作用も加わります。ただし、後述しますが、起立性調節障害のときに単純に【麻黄附子細辛湯】を入れただけでは悪化することがあるので注意が必要です。

1-Ⅵ 感冒初期に使う漢方
【香蘇散（コウソサン）】ツムラ70番

> 繊細な風邪薬です。妊婦さんなど常に気を張っていて弱い人の風邪の初期に使用します。

　【香蘇散】は「肝」（自律神経系）をターゲットとした風邪薬です。身体が弱く、神経質になっている人は、臓腑の将軍である「肝」がうまく機能していません。つまり生命活動の運搬ができていない状態なのです。この状態で〔桂皮〕や〔麻黄〕などを使っても意味がありません。そもそも「肝」で運搬ができていないのですから、「肺」には届かないのです。こういったときには「肝」を助けてあげるところで正常な反応が起こるように誘導してあげます。

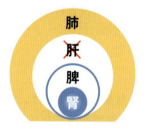
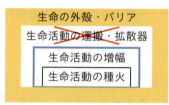
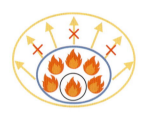

【香蘇散】の構成生薬

〔香附子〕と〔蘇葉〕の頭文字から【香蘇散】の名前がつけられています。

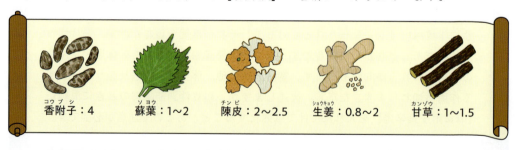

コウブシ	ソヨウ	チンピ	ショウキョウ	カンゾウ
香附子：4	蘇葉：1〜2	陳皮：2〜2.5	生姜：0.8〜2	甘草：1〜1.5

⬟〔香附子〕

※附子（トリカブト）とはまったく別物です。

　見た目がそっくりで香りが強いため〔香附子〕という名前がつきました。名前の通り香りが良いため、アロマテラピーのイメージを持つと良いです。この香りでのびのびとリラックスできます。漢方学的には体全体におだやかに肝気を巡らします。

⬠〔蘇葉〕

〔蘇葉〕は、しそのことです。しそは肝気を表へ導くとともに、胃や肺の機能を整える効果があります。

⬠〔陳皮〕

〔陳皮〕は柑橘系の皮です。柚子湯のイメージを持つと良いです。「冬至に柚子湯に入ると風邪をひかない」と昔から言われているように、血行促進で体を温めたり飲食物の消化吸収を助けたりします。また"風邪をひかない"でわかるように「肺」の環境も整えます。漢方学的には体の中心付近の気を巡らし、「肺」「脾」の湿と気を降ろします。

⬠〔生姜〕〔甘草〕

〔生姜〕〔甘草〕はもうお馴染みの生薬だと思います。〔生姜〕は脾気を裏から表へ引き出します。〔甘草〕は脾気を増大させ、副作用をおだやかにし、即効性を出します。

香附子

蘇葉

陳皮

生姜

甘草

【香蘇散】の構成生薬がやっていること

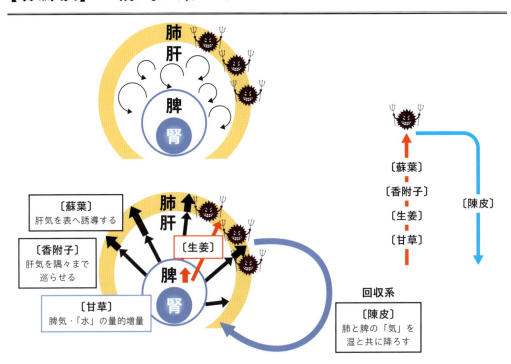

〔香附子〕と〔蘇葉〕の作用で、肝で滞っていた流れをスムーズに改善します。そしてできた流れに〔生姜〕〔甘草〕の脾気を乗せて邪を除きます。その流れの回収を〔陳皮〕が行います。

【香蘇散】の応用使用

「肝」に作用するため、ストレスやうつなどの精神的な疾患に使用されます。また〔蘇葉〕〔陳皮〕〔生姜〕といったお腹の環境を整えるものが入っているため、精神的なものからくる食欲不振などにも使われます。

●食欲不振[1]　　●うつ病[2]　　●頭痛[3]

古典で見る【香蘇散】

・四季の風邪による感冒で、頭痛や発熱がある場合、この処方が適しています。南方の風は柔らかく弱いため、風寒（冷たい風）に当たって風邪を引くことがあります。俗にこれを感冒（かぜ）と呼びます。感冒とは、浅い部分で邪気を受けることを意味します。『内経』によれば、低い土地では春の気が常に存在するため、東南の低地では風邪の症状が多く見られます。そのため、人々が頭痛や発熱を感じるのは、六経（体の6つの主要な経絡）に問題があるからではなく、風邪が鼻から体内に入り、上部（頭）に溜まるためです。そのため、頭痛や発熱だけの症状が現れます。この処方はそのような症状に対して効果があります。

※後述しますが、「傷寒論」は腸チフスを前提としています。これよりも軽い風邪に使用していた方剤と考えるとよいでしょう。

引用・参考文献
1) 谷川聖明. 食欲不振. 治療. 105 (11), 2023, 1428-37.
2) 佐藤泰昌. 香蘇散の応用疾患の多様性：匂いの観点から. 日本東洋心身医学研究. 32 (1/2), 2017, 21-5.
3) 及川隆司. 香蘇散が奏効した頭痛の3症例. ペインクリニック. 33 (10), 2012, 1459-61.

2-I 感冒初期に使う漢方 〜特に喉が痛い風邪〜
【桔梗湯】ツムラ138番

龍角散の、のど飴の主成分‼ 濃いのど飴

　咽喉部が腫れて痛むときに使用する漢方薬が【桔梗湯】です。この【桔梗湯】は、〔桔梗〕と〔甘草〕の２つの生薬のみで構成されています。どちらも一般的なのど飴によく含まれている生薬であり、【桔梗湯】は濃縮されたのど飴のようなものと言えます。
　この【桔梗湯】を学ぶことで、〔桔梗〕と〔甘草〕の役割を理解することができます。〔桔梗〕は喉の炎症を鎮め、〔甘草〕は喉の痛みを和らげる効果があります。これらの生薬が組み合わさることで、【桔梗湯】は咽喉部の腫れや痛みを効果的に緩和します。

【桔梗湯】の構成生薬

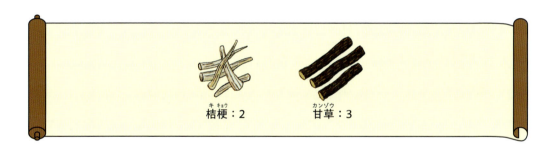

【桔梗湯】の構成生薬がやっていること

　化膿性の腫れ物、炎症を落ち着かせます。喉の痛みに対して龍角散ののど飴を試したことがある人は多いと思います。筆者も昔から喉が痛む際には愛用していました。このど飴の主成分が〔桔梗〕です。そう考えると、この作用は実感できるのではないでしょうか？ この作用を漢方学的に表現すると、肺気を開通して気を上昇させます。難しいかもしれませんので図で確認しましょう。
　組織に炎症があると血管透過性が亢進し、その部分は腫脹

> 炎症
> 化学物質が血管に作用
> 血管拡張
> 血管透過性亢進

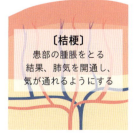

〔桔梗〕
患部の腫脹をとる
結果、肺気を開通し、
気が通れるようにする

します。漢方的にいうと、障害部位で「気」が動けなくなります。すると、「気」によって推進力を得ていた「水」や「血」も動けなくなり、結果的に鬱滞します。「気」の鬱滞が続くと熱を発し、その結果、赤くむくみ、炎症の状態となります。

〔桔梗〕はその動けなくなった「気血水」を動けるようにします。こもった熱をとり、「水」や「血」を動けるようにすることで腫脹（化膿性のものも含めて）をとり、「気」が動ける隙間を作るのです。

〔桔梗〕は「肺」で作用するため、肺気を開通すると表現します。

また、〔甘草〕も重要な役割を果たします。〔甘草〕には炎症を鎮め、痛みを和らげる効果があります。さらに、他の生薬の効果を増強する働きもあります。このため、〔桔梗〕と〔甘草〕の組み合わせが【桔梗湯】として、腫れや痛みを効果的に緩和するのです。

桔梗　　甘草

【桔梗湯】の応用使用

- ●口内炎[1]　●慢性膵炎[2]　●副鼻腔炎　●後鼻漏

このように、腫れる（＋膿がたまる）ものに対して効果がある処方です。

古典で見る【桔梗湯】

・咽頭が痛み、甘草湯を与えても治らないものを桔梗湯が治します。

・咳をして胸がいっぱいになり、寒さでブルブル震えて脈が早く、咽が乾いても水を欲しがらず、時に濁った生臭い唾を出し、長く膿を出しているものを桔梗湯が治します。

引用・参考文献
1) 新見正則. 口内炎. 日本医事新報. 4683, 2014, 28-9.
2) 新井一郎. 桔梗湯の慢性膵炎に伴う腹部症状に対する作用の検討. 日本臨床生理学会雑誌. 27 (suppl), 1997, 97.

2-II 感冒初期に使う漢方 〜特に喉が痛い風邪〜
【排膿散及湯】ツムラ122番

小児では肛門周囲膿瘍で使われますが、古典では肺膿瘍の治療薬でした。【桂枝湯】の喉が痛いとき版とも言える処方です。

　【排膿散及湯】は、小児では肛門周囲膿瘍で使われます。この方剤は『金匱要略』（きんきようりゃく）[※1]に掲載されている【排膿散】と【排膿湯】の合方です。共に肺や咽の膿瘍をとる処方として書かれています。

　漢方では、「肺」と皮膚、大腸は同じ外殻を形成するものとして密接な関係があります。そのため現在は肛門周囲膿瘍を皮膚や大腸周囲の疾患として捉え、漢方学的に「肺」の疾患と考えて治療に使っています。【肛門周囲膿瘍】に対する効果はご存知の方が多いかと思いますが、肺膿瘍はもとより、咽頭や扁桃の炎症・膿性病変に対しても抗炎症作用を持つ方剤です。

　そして、実は生薬構成が【桂枝湯】にそっくりです。【排膿散及湯】は【桂枝湯】の〔桂皮〕を〔桔梗〕＋〔枳実〕に変えただけの処方です。〔桔梗〕の入った【桂枝湯】＝喉の風邪に強い【桂枝湯】とも言えます。

※1『金匱要略』：『傷寒論』と共に代表的な中国の古典医学書

【排膿散及湯】の構成生薬

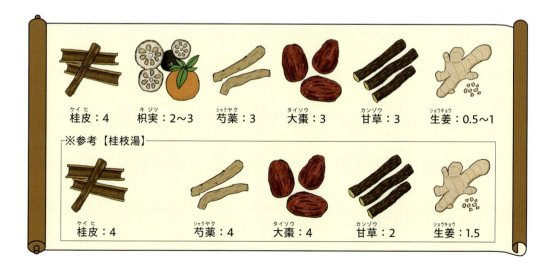

⬟〔桔梗〕

化膿性の腫れ物、炎症を落ち着かせます。肺気を開通して「気」を上昇させます。

⬟〔枳実〕

〔枳実〕は柑橘系の実です。苦味が強く、マーマレードの材料として使われます。

脾胃の「気」を下に降ろすことで体の上部～中部の邪を引き降ろします（同じ柑橘系の〔陳皮〕は肺と脾の「気」を湿と共に降ろします）。

効果としては多少似たようなイメージを持つと良いかと思います。〔枳実〕のほうが「気」に働き、〔陳皮〕は気＋湿と覚えればよいです。

・〔芍薬〕：筋肉のコリを治します。
・〔大棗〕：脾気を高め、陰液を生む作用があります。
・〔甘草〕：脾気を増大させ、副作用をおだやかにし、即効性を出します。
・〔生姜〕：脾気を裏から表へ引き出します。

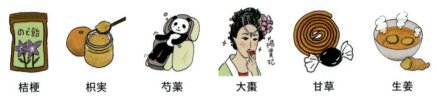

【排膿散及湯】の構成生薬がやっていること

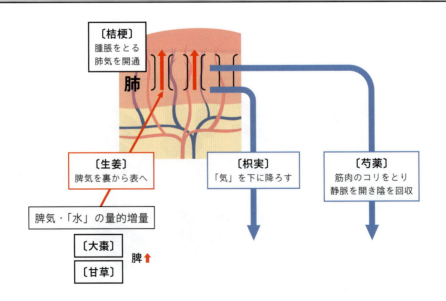

まとめて見てみると、非常に良くできた処方だと言えます。腫脹をとるのに〔桔梗〕を使い、そこに〔甘草〕〔大棗〕で作った脾気を〔生姜〕で表出させ向かわせます。その脾気が〔桔梗〕とともに腫脹＋邪を排除しに行きます。炎症後の環境を整えるのに〔枳実〕〔芍薬〕が働きます。

　回収系に〔枳実〕が含まれていることが、漢方の緻密さを表しています。そもそも、喉が真っ赤ということは炎症で熱を持っている状態です。この熱を持っている状態を漢方学では「気」が鬱滞していると考えます。そう考えたときに、「気」の回収に特化した〔枳実〕が入っているのはとても理にかなっています。

　膿という、痰飲の中に「気」が滞留し熱を持っている状況に対して、〔桔梗〕で熱をとり、〔枳実〕で余分な「気」を解消し、〔芍薬〕で痰飲を処理することで膿瘍を改善させているのです。

　【桂枝湯】では、鼻風邪で鼻粘膜がただむくんでいる状態を対象としています。だから、回収は〔芍薬〕だけです。対して【排膿散及湯】では対象としているのが熱を持った咽頭や、それこそ膿（「水」と「気」が濃縮した状態）なのです。だからその回収系に〔芍薬〕だけでなく〔枳実〕が入っているのです。

【排膿散及湯】の応用使用

　熱を持った炎症に使われます。〔桔梗〕が入っているので熱がある膿にも効果があります。表在性の効果があると思えば、使い方に幅が出ます。
- 副鼻腔炎
- 手足口病の口内疹 [1]
- 麦粒腫 [1]
- 表在性膿瘍 [2]
- 反復性化膿性耳下腺炎 [3]

古典で見る【排膿散及湯】：【排膿散】と【排膿湯】

・排膿湯…さまざまな腫れ物に膿や血がある場合、または粘り気のある痰を吐いて急を要する場合に効果があります。

・排膿散…腫れ物がある人の胸や腹が張り詰める場合、または粘り気のある痰を吐く場合、あるいは便に膿や血が混じる場合に効果があります。

・吉益東洞先生（漢方医）は、排膿湯と排膿散を組み合わせたものを「排膿散及湯」と名付け、さまざまな腫れ物や瘍（できもの）を治療するために使用しました。

引用・参考文献
1) 伊藤晴通. 感冒・急性上気道炎の漢方治療. 小児疾患の身近な漢方治療. 東京, メジカルビュー社, 2011, 58-65.
2) 佐藤英章. 表在性膿瘍に対する排膿散及湯の効果と有用性. 日本小児外科学会雑誌. 59 (1), 2023, 140.
3) 佐々木隆士. 排膿散及湯が有効であった小児慢性反復性化膿性耳下腺炎の1例. 日本小児外科学会雑誌. 50 (1), 2014, 167.

2-III 感冒初期に使う漢方 ～特に喉が痛い風邪～
【越婢加朮湯】ツムラ28番

関節リウマチなどと添付文章には書かれていますが…、全身の炎症性のむくみを素早くとる汎用性の高い漢方です。

　この漢方は〔麻黄〕＋〔石膏〕の組み合わせの特徴を最大限に活かしたものになっています。〔麻黄〕はエフェドリンとして有名です。そして〔麻黄〕の主効能を3つ抽出すると、①発汗促進、②気管支拡張作用、③浮腫の改善になるかと思います。

　〔麻黄〕は生薬の組み合わせでどの作用が強く出るかが決まります。

　【麻黄湯】で出てきましたが、
　①〔麻黄〕＋〔桂皮〕＝発汗促進（邪の排出）
　②〔麻黄〕＋〔杏仁〕＝気管支拡張作用

　そしてここで出てくるのは〔麻黄〕＋〔石膏〕の組み合わせです。この組み合わせで③浮腫の改善の作用が強く出ます。

【越婢加朮湯】の構成生薬

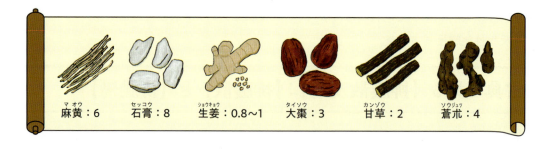

マオウ 麻黄：6　セッコウ 石膏：8　ショウキョウ 生姜：0.8～1　タイソウ 大棗：3　カンゾウ 甘草：2　ソウジュツ 蒼朮：4

★〔石膏〕

　〔石膏〕とは、あの白い石膏の像を想像してください。あの像を思い浮かべながら生薬の特徴を見ていくとイメージがつきやすいです。〔石膏〕は表の熱をとり、内向きに誘導します。

　この熱をとる〔石膏〕と〔麻黄〕の相性はすごくいいのです。〔麻黄〕＋〔石膏〕→表層の熱をとり（〔石膏〕）、そこに鬱滞する「水」を内へ引き込みます。〔麻黄〕の強制

力が加わるため熱を持った炎症＋浮腫を強力にとる効果となります。

- 〔麻黄〕：エフェドリンです。気を強制的に通します。
- 〔生姜〕：脾気を裏から表へ引き出します。
- 〔大棗〕：脾気を高め、陰液を生む作用があります。
- 〔甘草〕：脾気を増大させ、副作用をおだやかにし、即効性を出します。
- 〔蒼朮〕：表の湿を発散させます。

麻黄

石膏

生姜

大棗

甘草

蒼朮

「朮」には〔蒼朮〕と〔白朮〕があり、それぞれ以下のような特徴があります。
〔蒼朮〕：表の湿を発散させる能力が高い。
〔白朮〕：脾の湿をとり湿に弱い脾を助ける。脾を中心に「水」を巡らせる。

【越婢加朮湯】の構成生薬がやっていること

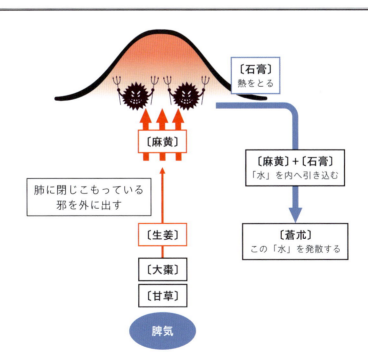

2-Ⅲ 感冒初期に使う漢方 〜特に喉が痛い風邪〜 【越婢加朮湯】ツムラ28番

もともとは、腫脹したため邪が出るに出られなくなったところに使う処方です。なので脾気を増大させ、〔生姜〕〔麻黄〕で邪を取り除きに行きます。邪が出られないのは炎症が強いからです。そこで〔石膏〕で熱をとり、〔麻黄〕＋〔石膏〕で浮腫の「水」を内に引き込みます。この作用により、熱を持った炎症・浮腫を取り除きます。炎症をとることだけ見ると、前述した〔桔梗〕の作用を思い浮かべますが、〔麻黄〕＋〔石膏〕のほうが強制力を伴い強力です。そして、内に引き込んだ「水」を〔蒼朮〕で発散させます。非常に理にかなった処方です。

【越婢加朮湯】の応用使用

　【越婢加朮湯】の応用使用はやはり、熱を持った炎症性浮腫をターゲットとした使い方が目立ちます。添付文書に関節リウマチの適応も書いてありますが、構成生薬を見ると適応がある理由がわかるでしょう。また、腎臓の炎症にも使われているのが特徴的です。

●鼻閉、いびき、肥厚性鼻炎 [1]　　●蜂窩織炎 [2]　　●偽痛風 [2]　　●蛇咬傷 [2]

●打撲 [3]　　●夜尿症 [4]　　●ネフローゼ症候群（添付文書をご確認ください）

●リンパ管腫 [5]　　●帯状疱疹 [6]　　●異汗性湿疹 [7]　　●伝染性膿痂疹 [7]

古典で見る【越婢加朮湯】

・ただれ、肉がむくんで盛り上がった状態を治す。熱のため体の津液が奪われ、汗腺が開いて大量に発汗した場合や、勢いが盛んであり、下焦および下肢が腫れて痺れ、弱るのを治療します。

・越婢湯：風邪の影響で全身が腫れ上がり、脈が浮いていて喉が渇かず、汗が続けて出るが高熱はない場合には、越婢湯が適しています。

引用・参考文献
1) 内薗明裕. 鼻閉がなかなか取れない慢性肥厚性鼻炎×越婢加朮湯. 日本医事新報. 5107, 2022, 14.
2) 中永士師明. 救急領域における漢方処方の活用法と実際. カレントテラピー. 41 (8), 2023, 684-9.
3) 宮西圭太. 運動器疾患に使える漢方. 日本医事新報. 5135, 2022, 18-30.
4) 高村光幸. 腎・泌尿器疾患. 小児科診療. 85 (1), 2022, 103-6.
5) 柳野智. 越婢加朮湯を使用したリンパ管関連疾患の3例. 小児科臨床. 73 (9), 2020, 1275-81.
6) 井上剛. 急性期の帯状疱疹×越婢加朮湯. 日本医事新報. 5042. 2020, 14.
7) 大嶋雄一郎. 夏場に多い皮膚疾患. MB Derma. 295, 2020, 49-52.

2-Ⅳ 感冒初期に使う漢方 ～特に喉が痛い風邪～
【参蘇飲】ツムラ66番

イメージとしては【六君子湯】＋【排膿散及湯】＋αと覚えましょう。【香蘇散】よりも、咳、喉の痛みに効きます。

【参蘇飲】は【六君子湯】を軸にした処方です。後述しますが、【六君子湯】は「脾胃」の環境を整える代表的な処方です。これを軸としている段階で、すでに「弱っている人」に対する処方となります。「脾胃」が弱いので【六君子湯】で立て直して、脾を守りながら邪を倒しにいく処方です。

【参蘇飲】の構成生薬

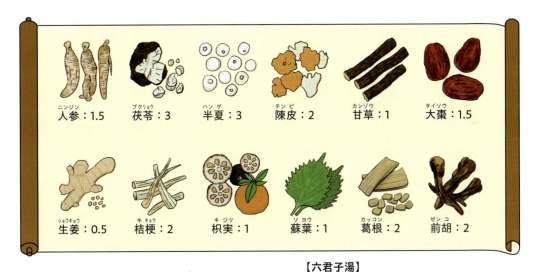

人参：1.5　茯苓：3　半夏：3　陳皮：2　甘草：1　大棗：1.5
生姜：0.5　桔梗：2　枳実：1　蘇葉：1　葛根：2　前胡：2

ここで出てくる〔前胡〕は【参蘇飲】だけに出てくる生薬です。肺熱をとり、熱による痰飲を解消して肺気を降ろします。

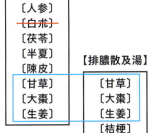

【参蘇飲】の構成生薬がやっていること

　【六君子湯】は「脾」を助ける代表的な処方です。邪と戦えない状態（虚）であり、とにかく「脾」を助けなければいけない状態だからこそ【六君子湯】の構成処方が入っているのです。

　こうして脾気の巡りを整えながら、邪と戦います。ただし【香蘇散】と同様に身体が弱く神経質になっている人は、臓腑の将軍である「肝」がうまく機能していません。つまり生命活動の運搬ができていない状態なのです。なので、〔蘇葉〕で肝気を表へ導きます。その導かれた「気」が通れるように〔桔梗〕で道を作り（肺を開く）、〔葛根〕で発散させます。

　この【参蘇飲】のすごさは、邪をやっつけるときの繊細さです。【六君子湯】以外にも、肝気を導く〔蘇葉〕も胃や肺の機能を整える効果があり、〔葛根〕にも整腸作用があります。「脾」をとにかく大事にしながら、邪をやっつけにいくのです。

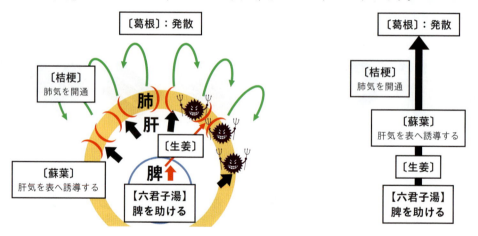

　この漢方の特徴の一つに、回収系に〔前胡〕が入っていることが挙げられます。この〔前胡〕は肺熱をとり、熱による痰飲を解消して肺気を降ろします。つまり、熱をとりながら「気」も痰（水）も回収してくれるのです。この効果により、熱と痰をとる＋肺気を降ろす＝気管支炎の咳を改善します。つまり同じく神経質な人に使う【香蘇散】よりも咳止め効果が強いのです。

　〔前胡〕からの流れを、痰飲は〔半夏〕、「気」は〔枳実〕でさらに降ろします。

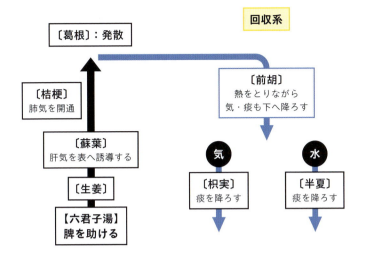

⬟【参蘇飲】と【香蘇散】の使い分け

　【香蘇散】のほうが、【桂枝湯】により近いと思います。つまり、邪の侵攻に対して優しく状況を整えます。それに対して【参蘇飲】のほうがより介入した処方となります。

　多くの書籍で以下のようになっているのもこのためです。

・神経質な人の風邪の引き始め＝【香蘇散】
・【香蘇散】の後に使うもの　＝【参蘇飲】

　ただし、処方の中身を見てみると咳や喉の痛みが最初から強い風邪ならば最初から【参蘇飲】を使っても問題ないのも理解できるかと思います。

古典で見る【参蘇飲】

・感冒で発熱して頭がズキズキするのを治します。もしくは痰飲が固くなり、熱を持ったときにも参蘇飲は効きます。

2-V 感冒初期に使う漢方 〜特に喉が痛い風邪〜
【麦門冬湯】ツムラ29番

体内からの加湿器です。

　邪との戦いにおいて、「肺」の陰が消耗してしまった状態に使用します。「肺」の陰が消耗したため、「陰」と「陽」のバランスが「陽」へ傾きます。その結果、「肺」からは余分になった「気」が溢れ出し、激しく渇いた咳となって出ます。「肺」に「水」がない状態なので湿性ではなく乾性咳嗽となるのです。

【麦門冬湯】の構成生薬

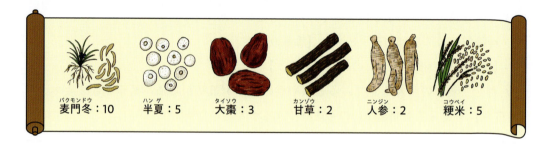

バクモンドウ 麦門冬：10　ハンゲ 半夏：5　タイソウ 大棗：3　カンゾウ 甘草：2　ニンジン 人参：2　コウベイ 粳米：5

★ 陰を補充するものと作るもの

陰を補充するもの

- 〔麦門冬〕：「肺」の陰を補充します。その結果、肺の余分な「気」を降ろす咳止めの効果があります。そしてこの陰の補給を助けるのが、以下の陰を作るものです。

陰を作るもの

- 〔人参〕：脾気を増大させます。元気を溜める作用が強く補薬の王です。
- 〔甘草〕：脾気を増大させ、副作用をおだやかにし、即効性を出します。陰を保つ力が強いです。
- 〔大棗〕：脾気を高め、陰液を生みます。
- 〔粳米〕：玄米のことです。陰液を作る作用があります。
- 〔半夏〕：動けなくなった水を動かし、本来の流れに戻す役割があります。
〔半夏〕は動けなくなった邪魔な「水」をどかすことで〔麦門冬〕が作用しやすいように助けます。

【麦門冬湯】の構成生薬がやっていること

　脾気を高め、「脾」での陰液産生を促します。そうして作った陰液を〔麦門冬〕で肺に行き渡らせます。途中、痰飲などが邪魔している場所は〔半夏〕が作用し、補われた「水」が順調に「肺」に巡るように助けます。

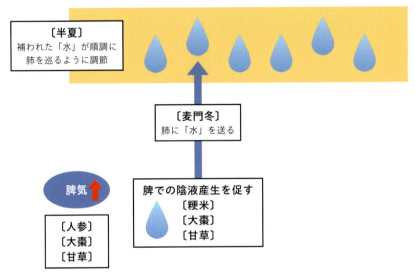

　【麦門冬湯】により肺の陰と陽のバランスが改善し、余分な陽気は下へ降ろします。〔半夏〕はその作用を助け、結果的に鎮咳作用をもたらします。

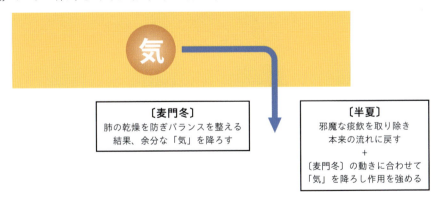

【麦門冬湯】の応用使用

　【麦門冬湯】＝体内の加湿器と考えると、この方剤の使い方に幅が出てきます。
- 口渇、口腔内乾燥[1]　　● 嗄声[1]　　● 咽喉頭異常感症状[2]

古典で見る【麦門冬湯】

・気が逆流して上昇し、咽喉が不調で気がうまく下に降りない場合には、麦門冬湯が適しています。

・病気の後の疲労で再発し、発熱する場合には、麦門冬湯が適しています。

引用・参考文献
1) 境修平. 麦門冬湯. 薬局. 73 (9), 2022, 2388-9.
2) 内藤健晴. 咽喉頭異常感症の漢方療法. 日本医事新報. 4641, 2013, 51-4.

2-VI 感冒初期に使う漢方 〜特に喉が痛い風邪〜
【白虎加人参湯】ツムラ34番

> 熱中症：熱が強くて、喉の渇きも来す夏風邪

　感冒のなかで、あまり寒気が来ずに暑さが一気にくるものがあるのは経験的にご存知かと思います。夏風邪などはこのパターンが多いです。感冒ではありませんが、熱中症の症状もまさにこのパターンです。

　ここで出てくるのが【白虎加人参湯】です。【白虎加人参湯】は体内から体表に至るまで強い熱がこもっているときに使う方剤です。臨床では特に喉の渇きが強く、熱が強いものに【白虎加人参湯】が有用です。

　【白虎加人参湯】は、今まで出てきた風邪と少し性格が違う風邪に使用する漢方薬です。漢方の教科書である『傷寒論』には、【麻黄湯】や【葛根湯】【桂枝湯】の適応があり寒さがメインにくる風邪「傷寒」のほかに、いきなり暑くなる「温病」という病態が出てきます。冬の風邪と、熱中症・夏風邪の違いをイメージするとわかりやすいと思います。熱中症や夏風邪が「温病」です。「温病」はいきなり暑さを感じるため、かかった時点で汗ばんでいることが多いです。「温病」でも、"発汗＝邪の排出"を意味しているのは一緒です。しかし、「傷寒」と「温病」では漢方薬でやりたいことが異なります。「傷寒」では、寒さがあるので温めてあげるのに対して、「温病」はすでに暑いので、体を冷やしてあげるのです。

　【白虎加人参湯】は夏風邪、特に喉の渇きが強く、熱が強いものに対して使用します。

【白虎加人参湯】の構成生薬

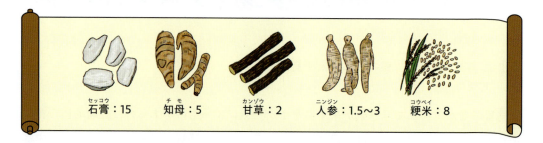

石膏：15　知母：5　甘草：2　人参：1.5〜3　粳米：8

　前項の【麦門冬湯】と共通部分があるのでそこから説明します。

・〔人参〕〔甘草〕〔粳米〕の組み合わせは【麦門冬湯】でもみられました。この組み合わせにより脾気を増大させ、「水」を産生します。【麦門冬湯】ではその「水」を「肺」に持っていくことを優先しました。しかし【白虎加人参湯】ではとにかく体内の熱をとり「水」を全身に巡らすことに尽力しています。体内の熱を後述する2生薬で強力にとって、そのうえで「水」を巡らすのです。

・〔石膏〕：胃や肺（表層）にある熱を強力にとり、表層を冷まします。「気」を内側に引き込み、同時に鬱滞した「水」も裏へ引き込みます。

・〔知母〕：母を知ると書く〔知母〕は腎に作用します。母なる愛で腎の陰を増やし、腎の熱を冷まします。腎の熱が冷める＝上がった代謝を落とすということです。また「水」の巡りも改善します。筆者は、生命力豊富なこどもをあやす母親のイメージで覚えています。

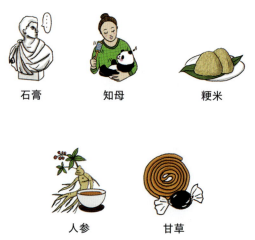

【白虎加人参湯】の構成生薬がやっていること

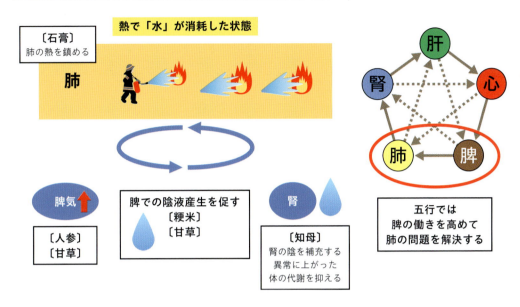

　熱中症を思い浮かべながら考えるとわかりやすいです。熱中症では、体は熱を持ち、汗がダラダラと出て喉はカラカラになります。脱水状態のため腎臓では血流量が低下し、代償反応としてレニン-アンジオテンシン系やバゾプレシンが働き、体液量を維持しようとします。この腎臓での働きは、漢方では「腎の陰不足により、腎気が過剰になる」と表現します。つまり、この状態に対する治療は①熱をとる、②体に「水」を戻す、③腎気過剰を治すということです。③腎気過剰を治すには、異常に上がった体の代謝を下げて落ち着かせてあげることも意味します。

　①熱をとるために使用するのが〔石膏〕です。「肺」の熱を〔石膏〕で鎮め、そこに滞留した「水」を裏へ引き込みます。つまり、出すぎている汗に対して働くのです。そして〔人参〕〔甘草〕〔粳米〕により脾気を増大させ、②体に「水」を戻してあげます。こうして増やした「水」は過剰にあった「気」とともに体を巡っていきます。

　最後に〔知母〕を使って③腎気過剰を治し、「水」の代謝に秩序をもたらします。

　五行でいうと、この処方は「脾」を助けることによって「肺」を治してあげているということです。

【白虎加人参湯】の応用使用

- ●ヘルパンギーナ
- ●手足口病の口内疹

●口渇を伴うかぜ [1]

　熱＋強い乾燥のイメージで考えると幅が出てきます。夏風邪はもちろん、皮膚や口腔内の乾燥による症状にも使えます。

●アトピー性皮膚炎 [2]

　皮膚のカサつきと炎症が強いものに対して使用できます。

●湿疹 [3]　　●味覚障害 [4]

●口腔乾燥症 [5]

　口腔内の乾燥による症状に対して使用できます。

●夏の夜尿症 [6]

　口渇を白虎加人参湯が防ぐため、多飲を防ぎます。水分摂取量を減らすことで夜尿症を改善する手助けをします。

●熱中症予防 [7]

古典で見る【白虎加人参湯】

・急性病で7〜8日経ったあと、寒気などの表の症状はなくなったが、熱が裏に達してしまい、表裏が共に熱く渇いて、舌は乾燥し水を欲しがる。これは白虎加人参が適しています。

・日射病で汗が出て、体に熱がこもり喉が渇いている状態に白虎加人参が適しています。

引用・参考文献
1) 伊藤晴通. 小柴胡湯・桔梗石膏・白虎加人参湯. 小児科診療. 77（8），2014，1029-35.
2) 伊藤剛. アトピー性皮膚炎 - 顔の赤みの治療：東洋医学的アプローチ. MB Derma. 294，2020，44-8.
3) 大嶋雄一郎. 夏場に多い皮膚疾患. MB Derma. 295，2020，49-52.
4) 小岩正二. 味覚障害に対して白虎加人参湯が奏功した一例. 交通医学. 76（1/2），2022，18.
5) 五島史行. 口腔乾燥症. JOHNS. 36（8），2020，1013-6.
6) 岩間正文. 軽〜中等症夜尿症の漢方療法. 夜尿症研究. 14，2009，47-51.
7) 玉田耕一. 循環器疾患. 小児科診療. 85（1），2022，73-7.

3-I 感冒初期に使う漢方 ～お腹にくる風邪～
【芍薬甘草湯】ツムラ68番
シャクヤクカンゾウトウ

筋肉が関係するすべての痛みに効果があります。

　【芍薬甘草湯】は、すべての筋肉に対して効果があります。筋肉はご存知のように横紋筋と平滑筋があります。【芍薬甘草湯】は両方の筋肉に効きます。
　そう考えると【芍薬甘草湯】の適応の幅広さが理解できるかと思います。こむらがえり、腹痛、腰痛のほか、胃痛や胆石・尿路結石の発作時の疝痛、月経痛などのような内臓の筋肉の痙攣に伴う痛みにも使われます。

【芍薬甘草湯】の構成生薬

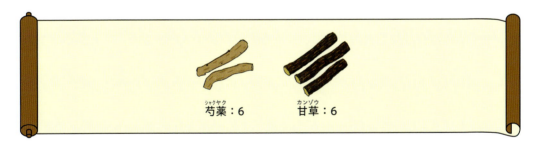

芍薬：6　　甘草：6

　【芍薬甘草湯】は〔芍薬〕と〔甘草〕により筋肉の痙攣や痛みを素早く改善させる方剤です。

★〔芍薬〕

　〔芍薬〕は筋肉のコリを治すものです。筋肉のコリがなくなることで静脈の容量が増え、陰が回収されます。これにより筋肉の痙攣が改善されます。

★〔甘草〕

　すばやく、痛みをやわらげる作用があります。

古典で見る【芍薬甘草湯】

・傷寒において、脈が浮腫し、自然に汗が出て、小便が多く、心が不安で微かに寒気があり、足が急に攣るとき、桂枝湯を与えて表を攻撃しようとするのは間違いです。その結果、患者は四肢が冷え、喉が乾燥し、不安で吐き気や嘔吐が起こることがあります。この場合、甘草乾姜湯を使って陽気を回復させます。もし四肢の冷えが改善して足が温まるなら、芍薬甘草湯を使います。その結果、足が楽になります。胃の気が乱れてうわごとを言う場合には、少量の調胃承気湯を与えます。発汗が過剰な場合には、焼鍼を加えて四逆湯が適しています。

・芍薬甘草湯は、脚が弱く力が入らず、歩行が困難な場合に効果があります。

コラム⑬ 〔甘草〕の上限量

　1日の上限量は 7.5 g（グリチルリチン酸に換算すると 300 mg）です。通常、単独で常用量を使用する場合、偽アルドステロン症の発現は少ないです。しかし、1日量が 2.5 g を超えるものや複数の漢方薬を併用する場合、利尿薬と併用する場合は、副作用が出る可能性が上がるため注意が必要です[1]。特に【芍薬甘草湯】は1日量では 6 g になるため、長期使用は避けたほうが無難です。

　ただし、近年では甘草の限界量は体質によっても違うことがわかっています[2]。この上限量にかかわらず、漢方を使う際は常に偽アルドステロン症を意識しながら使いましょう。また、偽アルドステロン症を発症した場合、速やかに漢方薬の内服を中止する必要がありますが、グリチルリチン代謝産物は半減期が長いため、1度発症した場合、回復までに1～2週間はかかることも留意しておいてください。

本書に出てくる漢方製剤（1日量）に含まれる甘草の量

甘草	ツムラ番号	製剤名
6.0g	68	芍薬甘草湯
5.0g	72	甘麦大棗湯
3.0g	19	小青竜湯
	32	人参湯
	82	桂枝人参湯
	122	排膿散及湯
	138	桔梗湯

甘草	ツムラ番号	製剤名
2.0g	1	葛根湯
	2	葛根湯加川芎辛夷
	9	小柴胡湯
	10	柴胡桂枝湯
	11	柴胡桂枝乾姜湯
	26	桂枝加竜骨牡蛎湯
	28	越婢加朮湯
	29	麦門冬湯
	34	白虎加人参湯
	39	苓桂朮甘湯
	45	桂枝湯
	55	麻杏甘石湯
	85	神秘湯
	95	五虎湯
	96	柴朴湯
	99	小建中湯
	109	小柴胡湯加桔梗石膏
	114	柴苓湯

甘草	ツムラ番号	製剤名
1.5g	24	加味逍遙散
	27	麻黄湯
	35	四逆散
	41	補中益気湯
	48	十全大補湯
	54	抑肝散
	70	香蘇散
	73	柴陥湯
	83	抑肝散加陳皮半夏
1.0g	43	六君子湯
	65	帰脾湯
	66	参蘇飲
	75	四君子湯
	81	二陳湯
	91	竹筎温胆湯
	103	酸棗仁湯
	108	人参養栄湯
	137	加味帰脾湯

〈引用・参考文献〉

1) 吉野鉄大. ここに注意！漢方薬の副作用と使い方. 日本医事新報. 5092, 2021, 18-26.
2) Takahashi, K. et al. Identification of glyscyrrhizin metabolites in humans and of a potential biomarker of liquorice-induced pseudoaldosteronism : a multi-centre cross-sectional study. Arch Toxicol. 93, 2019, 3111-9.

3-II 感冒初期に使う漢方 ～お腹にくる風邪～
【桂枝加芍薬湯】ツムラ60番

【桂枝加芍薬湯】は、その名の通り【桂枝湯】＋〔芍薬〕の漢方です。胃腸炎にも対応する【桂枝湯】の中の〔芍薬〕が2倍に処方されています。【桂枝湯】＋【芍薬甘草湯】と考えるとわかりやすいです。

【桂枝加芍薬湯】の構成生薬

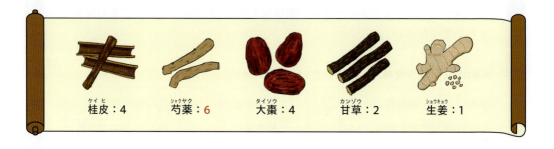

ケイヒ　　　シャクヤク　　タイソウ　　カンゾウ　　ショウキョウ
桂皮：4　　芍薬：6　　　大棗：4　　甘草：2　　生姜：1

⬟【桂枝湯】

　表のみならず裏の需要供給バランスを整え、邪を退けるのを助けるため、胃腸炎にも効果があります。胃腸炎は自己防衛反応として下痢を起こしている状態です。それに対して【桂枝湯】で体を温めることで胃腸の機能を改善し、消化不良や食欲不振、腹痛をやわらげます。

⬟【芍薬甘草湯】

　この働きによって筋肉の痙攣を抑え腹痛を和らげます。西洋医学では胃腸炎などのとき、交感神経優位となり、正常な腸蠕動運動が起こらなくなります。蠕動運動は大腸を取り巻く平滑筋によるものなので、【芍薬甘草湯】がこの痛みに効きます。

　もともと、胃腸炎に使用する【桂枝湯】に【芍薬甘草湯】が入ることにより、よりお腹に適した方剤となっています。

⬟〔芍薬〕

　〔芍薬〕の筋肉弛緩効果は腸血流にも関与しています。交感神経が優位な状態では腸

の血流も悪くなり、虚血に弱い腸の動きは悪くなります。〔芍薬〕は筋肉を弛緩させることで静脈血流量を増やし、静脈環流量を増加させます。これにより体全体の血液循環が改善し、腸血流量も増加します。その結果、脾（お腹）も元気になります。

　〔芍薬〕が２倍になっていることにより、【桂枝加芍薬湯】はイライラなどの精神症状に対しても効果を発揮します。五行の位置関係を見ても「脾」と「肝」は向かい合う関係（相剋の関係）にあり、「脾」の失調と「肝」の失調に関連があるのはわかるでしょう。〔芍薬〕による静脈環流量の増加は「肝」の陰液増加をもたらします。西洋医学でも肝臓は血流が多い臓器として知られています。その「肝」の陰液が減少すると、相対的に「気」が多くなり、肝の機能が失調してしまいます。〔芍薬〕は陰液の増加をもたらし、「肝」の「気」が過剰にならないように助けているのです。「肝」の陰液増加による「かんの虫」の状態を改善し、自律神経系を安定させているのです。

【桂枝加芍薬湯】の応用使用

　精神科領域でも使います。特にフラッシュバックに対しての処方は有名です。〔芍薬〕を倍量にして筋緊張を和らげる作用のほかに、〔大棗〕も含まれます。〔大棗〕にも内臓（裏）の陰液を増やすことによる精神安定作用があります。
●フラッシュバック：神田橋処方[※1]（桂枝加芍薬湯＋四物湯）[1]
●過敏性腸炎（精神領域＋腹痛）[2]
※１　神田橋処方とは

　【桂枝加芍薬湯】と【四物湯】の合方であり、著名な精神科医である神田橋 條治先生が広めた使い方です。PTSD（心的外傷後ストレス障害）やフラッシュバックといった難しい病態に効果があることで有名です。

古典で見る【桂枝加芍薬湯】

・もともとは太陽病だったところ、瀉下させてしまったため、腹部が膨満し、時に痛むときは桂枝加芍薬湯が効きます。

引用・参考文献
1) 田中理香. トラウマを背景とするフラッシュバックへの漢方治療経験：神田橋処方を用いて. 日本東洋心身医学研究. 34 (1/2), 2019, 34-8.
2) 嶋田豊. IBS の漢方治療. 診断と治療. 103 (8), 2015, 1065-8.

3-Ⅱ 感冒初期に使う漢方 〜お腹にくる風邪〜 【桂枝加芍薬湯】ツムラ60番

3-III 感冒初期に使う漢方 ～お腹にくる風邪～
【小建中湯】ツムラ99番

> こどものよくわからない疾患には【小建中湯】です。
> 【小建中湯】＝〔膠飴〕＋【桂枝加芍薬湯】

　〔膠飴〕はオリゴ糖です。腸内細菌の栄養となり、腸内細菌叢を整えてくれます。詳細は精神領域の漢方の項目で述べますが、整腸作用＋【桂枝加芍薬湯】と覚えてください。

【小建中湯】の構成生薬

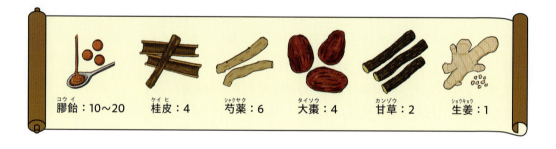

膠飴：10～20　桂皮：4　芍薬：6　大棗：4　甘草：2　生姜：1

【桂枝加芍薬湯】との違い

　千福貞博先生（センプククリニック院長）は、【桂枝加芍薬湯】との違いについておもしろい見解を示されており、"腸内細菌数が少なくて漢方薬の効果が乏しい場合には、膠飴を付加することで細菌増殖が期待でき、ひいては生薬からの活性物質量が上昇し、薬効を増強させることができる"とおっしゃっておられます。

　漢方薬は複数の生薬から構成される薬剤です。生薬には多くの化学成分が含まれており、それらが複雑に絡み合っているのが特徴です。そしてもう一つの特徴として、その活性成分のほとんどは配糖体として存在していることです。分子構造内に糖鎖を有する配糖体は、ヒトの消化酵素ではほとんど分解することができず、腸管から吸収されにくいことが知られています。つまり、漢方薬に含まれる活性成分の多くはそのままでは吸収されず、効果を発揮できないのです。

漢方薬が効果を発揮するために重要なのが腸内細菌叢です。腸内細菌が糖鎖を切断する酵素を持っており、それによって漢方が体内へ吸収できるようになります。つまり腸内細菌叢が漢方薬の有効性に大きくかかわっているのです。

〔膠飴〕はその糖鎖を切断する腸内細菌叢を整える作用があります。そのため【桂枝加芍薬湯】が無効でも【小建中湯】が有効なときがあります。

古典で見る【小建中湯】

・傷寒（かぜ）で陽脈が濇（ざらざらしている）し、陰脈が弦（張りつめたように感じる）のとき、普通はお腹の中が急に痛くなるはずです。まず小建中湯が適しています。効果がない場合は小柴胡湯を使います。

・傷寒の2～3日目で心中がドキドキして煩わしい場合、小建中湯が適しています。

・疲労で内臓に緊張感があり、動悸、鼻血、お腹の痛み、夢精、四肢の痛み、手足の煩熱、喉の渇き、口の乾燥がある場合は小建中湯が適しています。

・婦人の腹痛は小建中湯が適しています。

3-III
感冒初期に使う漢方 〜お腹にくる風邪〜 【小建中湯】ツムラ99番

3-IV 感冒初期に使う漢方 ～お腹にくる風邪～
【人参湯】ツムラ32番

四肢が冷たい下痢には【人参湯】

〔人参〕は朝鮮人参などで知っている人も多いでしょう。【人参湯】はその名の通り〔人参〕を最大限に生かすための処方です。

【人参湯】の構成生薬

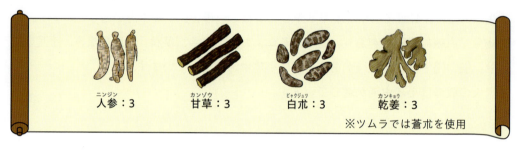

ニンジン 人参：3　　カンゾウ 甘草：3　　ビャクジュツ 白朮：3　　カンキョウ 乾姜：3

※ツムラでは蒼朮を使用

- 〔人参〕：脾気を量的に増大させる代表的な生薬です。
- 〔甘草〕：脾気を増大させ、副作用をおだやかにし、即効性を出します。
- 〔白朮〕：脾の湿をとり、湿に弱い脾を助けます。脾を中心に「水」を巡らせます。

人参

甘草

乾姜

白朮

★〔乾姜〕

〔生姜〕と同様に「気」を裏から表に通じさせる作用があります。ただし〔生姜〕は脾気を表へ通じさせるのがメインに対して、〔乾姜〕は脾気を膨らませて腎気を補う効果が強いとされています。

【人参湯】の構成生薬がやっていること

お腹を助ける、つまり脾気を上げるのがこの方剤の目的です。脾は「水」に弱いとされています。これは消化管の粘膜がむくんだらすぐに消化不良を起こすことでイメージできるかと思います。そのうえで、【人参湯】では〔白朮〕で脾の「水（湿）」をとります。そして脾の環境を整えてから〔人参〕〔甘草〕で脾気を量的に高めるのです。そしてその脾気を〔乾姜〕で表に出します。

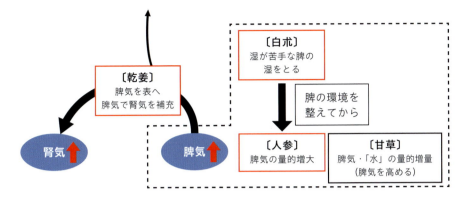

　ここで、もう一つのキーワードが出てきます。それが冷えです。

　【人参湯】の適応は、体力がなく冷え性の人とあります。【小青竜湯】の項で、【小青竜湯】は腎気が下がっていて体に「水」が溜まり冷えている状態に使うと説明しました。【人参湯】も同様に、腎気が下がって冷えている状態に使います。そのため【小青竜湯】と同様に【人参湯】では〔生姜〕ではなくて腎気を補充する〔乾姜〕を使用します。腎気を補充する〔乾姜〕を使用することで、単に脾気を表出させる〔生姜〕と比べて体を芯から温めることにつながるのです。

【人参湯】の応用使用

- 脱水症[1]
- 自家中毒の嘔吐

　体を温める作用に加えて、〔甘草〕が多めに使われていることを利用した使い方です。甘草により鉱質コルチコイドの作用が持続することが知られています。また糖質コルチコイド作用も同時に持続させるので、脱水症＋低血糖の状態に用いられます。ちなみに、自家中毒の嘔吐そのものを予防するときには、筆者は【甘麦大棗湯】を使っています。詳しくは【甘麦大棗湯】の項を読んでください。

古典から見る【人参湯】

・急性嘔吐下痢症で頭痛、発熱、全身の痛みがあり、熱が多くて水を飲みたがる場合には、五苓散が適しています。寒気が多くて水を飲みたがらない場合には、人参湯が適しています。

引用・参考文献
1) 川嶋浩一郎. 脱水症で活用できる漢方薬：五苓散と人参湯について. チャイルドヘルス. 21 (7), 2018, 525-8.

コラム⑭ 【人参湯】と【四君子湯】

　お腹の不調に対して有名な漢方に【四君子湯】があります。【四君子湯】の四君子とは〔人参〕〔茯苓〕〔白朮〕〔甘草〕です。この四君子に〔生姜〕と〔大棗〕を加えたものが【四君子湯】です。

　【人参湯】と【四君子湯】を比べると、構成が似ているのがわかります。【四君子湯】にあって【人参湯】にない生薬に〔茯苓〕があります。〔茯苓〕は利水の王様です。利水というのは体内の水分を無駄なく使用し、いらないものを排泄する能力です。つまり、この生薬が入った【四君子湯】のほうがより「水」の処理に強い方剤といえます。「気」の生成はもちろんですが、その「気」が動かすべき「水」を方剤によって動かします。ただ単に「気」を増やすのではなく、「気」の仕事を楽にしてあげるのです。

　対して【人参湯】は脾気そのものを充実させる、よりシンプルな方剤です。

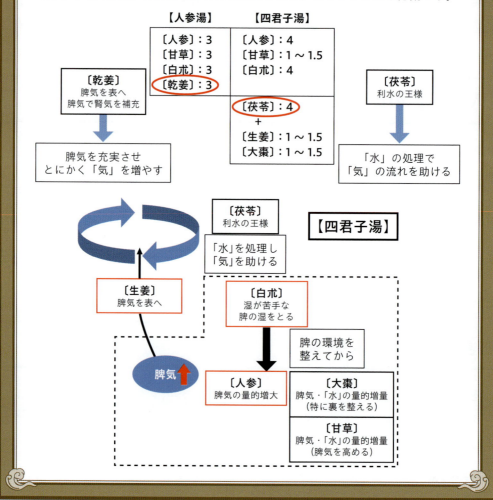

感冒初期に使う漢方 ～お腹にくる風邪～
【桂枝人参湯】ツムラ82番

【人参湯】に〔桂皮〕を入れたもの

　【人参湯】に〔桂皮〕の作用が入ります。〔桂皮〕は"腎気を上げる＝代謝を上げる"です。〔桂皮〕が入ることにより"肺の巡り＝末梢の巡り"が良くなり、気を隅々まで巡らせます。

【桂枝人参湯】の構成生薬

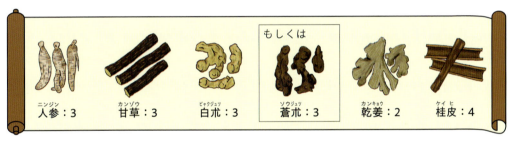

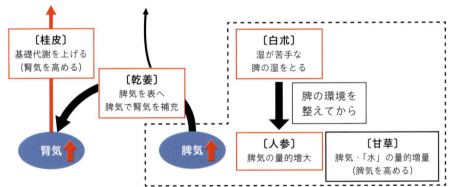

★【桂枝人参湯】と【人参湯】との使い分け

　【人参湯】に〔桂皮〕が入ることで末梢の巡りがよくなります。つまり四肢の冷えのある下痢に使う【人参湯】に対して、さらに末梢の巡りをよくする〔桂皮〕を入れるのです。実際に、【桂枝人参湯】の適応には、胃腸が弱い人の頭痛や動悸に使うとなっています。つまり、冷えによる幅広い症状に対して効果があるということです。筆者は、頭痛持ちの胃腸炎の症例によく使用しています。

【桂枝人参湯】の応用使用

● 冷え性を伴う胃腸炎

【人参湯】は、冷え性を伴う胃腸炎には効きます。そこに〔桂皮〕が含まれることにより、お腹だけでなく全身の隅々まで「気」を行き渡らせます。冷えると悪化する胃腸炎や頭痛に効果があります。

● 慢性頭痛[1]

⬟ メーカーによる【桂枝人参湯】の応用使用

ツムラは〔蒼朮〕、クラシエは〔白朮〕を使用しています。〔蒼朮〕と〔白朮〕の違いは以下のようになります。

> 〔蒼朮〕：表の湿を発散させる能力が高い。
> 〔白朮〕：脾の湿をとり湿に弱い脾を助ける。

ツムラは表の「水」を〔蒼朮〕でとることにより、〔桂皮〕や〔乾姜〕で表に出た「気」が巡りやすいようにサポートしています。つまり、〔桂皮〕がより働きやすくしようとしているのです。

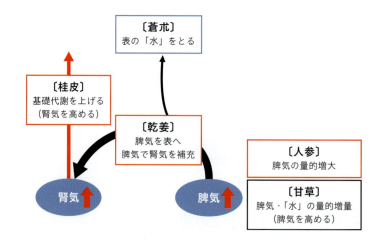

対してクラシエは、前述したように〔白朮〕により「気」の産生場所である腹部を助けることに主を置いています。

筆者は腹部症状の際に使うときが多いので、クラシエを使っています。ただし、冷えから来る頭痛（偏頭痛など）で使う際にはツムラのほうがいいかもしれません。

古典で見る【桂枝人参湯】

・太陽病で外証があるにもかかわらず、数回にわたってこれを下してしまったため、引き続いて下痢を起こし、しかも体表には熱が残って心下がつかえているものに【桂枝人参湯】を用います。

3-V

感冒初期に使う漢方 〜お腹にくる風邪〜 【桂枝人参湯】ツムラ82番

引用・参考文献
1) 村松慎一. 頭痛. 治療. 77 (6), 1995, 1837-42.

3-VI 感冒初期に使う漢方 ～お腹にくる風邪～
【五苓散】ツムラ17番

二日酔いの症状すべてに効く【五苓散】

　【五苓散】は漢方のなかで代表的な利水薬です。この【五苓散】はアクアポリンを介した水分代謝が知られています[1]。なので、その作用を考えて使用するのが一番わかりやすいかと思います。

　【五苓散】のすごいところは、とても柔軟性があることです。体内の水分過多の状態では尿量を増やし、余分な「水」を処理します。逆に脱水状態では尿量を減少させることが報告されています[1]。体内の状態に合わせて水分を適切な状態に調節し利水するのが【五苓散】なのです。

【五苓散】の構成生薬

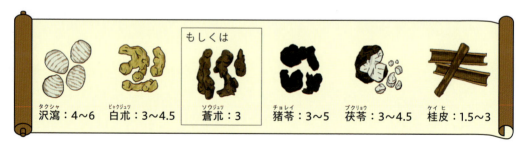

　【五苓散】は多くのメーカーで作られていますが、ツムラのみ〔蒼朮〕を使用しています。ツムラは〔朮〕を使うときに〔蒼朮〕を使う傾向にあります。多くのメーカーは〔白朮〕を使っているため、ここでは〔白朮〕で説明します。

☆〔沢瀉〕〔猪苓〕

　ともに腎に作用して、余分な「水」を体外へ排出する利尿効果があります。

☆〔茯苓〕

　脾の働きを盛り立てつつ、脾から肺への「水」の巡りを回転させます。余分な「水」を回収しつつ、それを体の状態に合わせて巡らせ排泄する様は、まさに"利水の王様"です。

- 〔白朮〕：特に、脾の「水」をとることで脾気を高めます。
- 〔桂皮〕：腎気を盛り立てて表層まで導きます。

沢瀉　　猪苓　　茯苓

【五苓散】の構成生薬がやっていること

白朮　　桂皮

　【葛根湯】の項で経脈の話をしました。邪に最初に侵攻されるのが「太陽膀胱経」であるということは覚えていますでしょうか。「太陽膀胱経」は額から始まり背中を通って足に至ります。この経脈の膀胱がやられたときに使用するのが【五苓散】です。そのため、急性胃腸炎初期の吐き気止めとしても強い効力を発揮します。「太陽膀胱経」がやられると膀胱が障害を受け、機能が失調するため、余分な「水」が尿として排泄されなくなります。排泄されない「水」が下から溜まっていき、その「水」の一部が上部に逆流し、頭や心臓を襲うことで吐き気、頭痛、眩暈などの症状につながります。また「脾」は湿に弱いため、この状態が続くと脾気が作れなくなります。

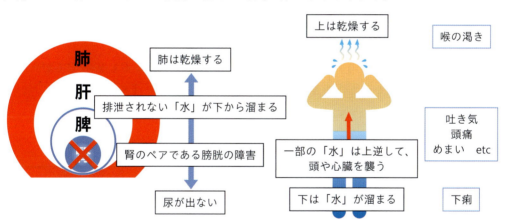

　この状況に対して【五苓散】は「温めながら利水」します。利水の王様である〔茯苓〕が全身の利水を行い、〔猪苓〕〔沢瀉〕が余分な「水」を排出します。特に「水」に弱い「脾」を〔白朮〕で助けます。

3-Ⅵ 感冒初期に使う漢方～お腹にくる風邪～【五苓散】ツムラ17番

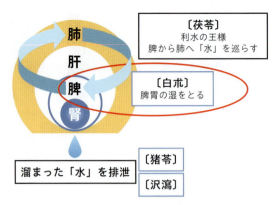

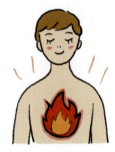

桂皮

　【五苓散】に〔桂皮〕が入るのがおもしろいところです。〔桂皮〕は腎気を盛り立てて表出させます。もともと「太陽膀胱経」の経脈上に邪がいる状態で使うことを想定しており、〔桂皮〕は腎気を上げて邪を追い出すための生薬です。しかし、それ以外にも〔桂皮〕を入れる意味があります。〔桂皮〕は腎気を上げる、つまり代謝を上げます。代謝が高いと体温が上がり、体内の水分の流れは活発になります。つまり〔桂皮〕で腎気を上げることによって「水」の巡りを助けているのです。これが「温めながら利水する」ということです。

　ところで、多くの漢方で使われている〔甘草〕が入っていないことに気が付きましたでしょうか？〔甘草〕は偽アルドステロン症を引き起こすことでも有名ですが、「水」を保持する能力が非常に高い生薬としても有名です。つまり、【五苓散】のやりたいことに反するため、ここには含まれていないのです。

【五苓散】の応用使用

●てんかん[2,3]　　●滲出性中耳炎[4]　　●三叉神経痛[5]　　●肺炎・気管支炎[※]

※筆者は肺炎などに対しても【五苓散】を使用しています（この使い方は漢方に精通した医師から教えてもらいました）。それは肺でのアクアポリンの発現は気道、肺胞上皮、間質の血管内皮に認められており、それが気道、肺胞からの「水」の吸収に関与すると言われているからです[6]。前述したように【五苓散】はちょうどいい塩梅に「水」を調節してくれます。そうした理由から、細気管支炎になったこどもに対して、内服できるときは【五苓散】を処方しています。

✦ メーカーによる【五苓散】の応用使用

　他のメーカーは〔白朮〕、つまり「脾」の水をとり消化機能を助けるのに対して、ツムラは〔蒼朮〕を使っています。つまり、全身の「水」をより巡らすことに重点を置いています。

　筆者は自律神経失調症の眩暈やふらつき、偏頭痛などに【五苓散】を使うことが多く、外来ではツムラを処方しています。ただ、家で使うときは胃腸炎で使うことが多く、クラシエを使用しています。用途に合わせて、ツムラかそれ以外か選んでもいいかもしれません。

　また細気管支炎や肺炎などでは〔蒼朮〕が入ったツムラの【五苓散】のほうがより適していると筆者は考えます。

古典で見る【五苓散】

・太陽病で発汗後に大量の汗をかき、胃が乾燥して煩わしく眠れない場合は水を少しずつ飲ませて胃の気を調和させると治ります。しかし、脈が浮いて、小便が出にくく、微熱があり喉が渇く場合には、五苓散が適しています。

・急性嘔吐下痢症で頭痛、発熱、全身の痛みがあり、熱が多くて水を飲みたがる場合には、五苓散が適しています。寒気が多くて水を飲みたがらない場合には、人参湯が適しています。

・痩せた人で臍の下に動悸があり、よだれが出てめまいがする場合は、水が原因です。この場合、五苓散が適しています。

・脈が浮いて、小便が出にくく、微熱があり喉が渇く場合には小便を出し、汗をかかせることが大事です。この場合、五苓散が適しています。

・五苓散は腫れや湿熱、小便が出にくい場合に適しています。

引用・参考文献

1）磯濱洋一郎. 五苓散のアクアポリンを介した水分代謝調節メカニズム. Science of Kampo Medicine 漢方医学. 35（2）, 2011, 87.

2）栗原栄二. 五苓散が奏効した小児後頭葉てんかんの1例. 脳と発達. 55（3）, 2023, 226.

3）親里嘉展. 五苓散が奏効した小児交互性片麻痺の1例. 脳と発達. 45（4）, 2013, 323-5.

4）松本恭子. 滲出性中耳炎に対する五苓散の効果. MB ENTONI. 229. 2019, 35-43.

5）原田秋穂. 三叉神経痛に対し五苓散が著効した1症例. 日本ペインクリニック学会誌. 25（3）, 2018, 311.

6）福田典正ほか. 呼吸器とアクアポリン. 日本小児アレルギー学会誌. 15（1）, 2001, 68-76.

4-0 感冒が長引いてきたときに使う処方 〜基本処方〜

　感冒が長引くことは日常でよくあることと思います。もちろん、軽い風邪でそんなにひどくないときもあります。そうしたときは【桂枝湯】で少し体のバランスを調節してあげれば改善します。

　しかし、なんとなく治療がうまくいっていない、すきっとしない状態になることも多いでしょう。こうしたとき、漢方では大きく2つの状態を考えます。

①邪を倒しきれなくて一部上陸された状態

　感冒初期は水際対策と言いました。上陸される前に倒してしまうのが目標です。しかし邪を倒しきれなくて一部上陸された場合は風邪が長引きます。

②邪を倒したときに被害が大き過ぎた状態

　邪を倒したときに被害が大き過ぎて体のバランスが崩れてしまった状態です。

　こうした状態に対して、邪を追い出すだけではなく、体を調整することが必要になります。

漢方薬で行いたいこと

★「肝」のフォローをする必要がある

　今までの流れでもわかると思いますが、巡りの医療である漢方において「肝」に対する対策は時間が経てば経つほど必須になります。というのも、感冒が長引いてきたとき、多かれ少なかれストレスを感じます。つまり漢方学的には臓の将軍である「肝」が失調していきます。病期が長くなれば「肝」が失調し、「気血水」の巡りが悪くなります。「肝」に対するケアが必要になるのです。

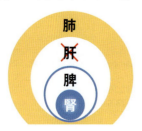
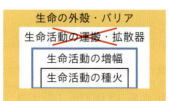
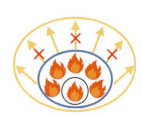

★「気」の生成元である脾を守らなくてはいけない

「食べないと元気でないよ」という言葉を聞いたことがない人はいないでしょう。後天の気とも言われる「脾」からの「気」がなければ回復は見込めません。病期が長くなればなるほど「脾」へのフォローも必要になります。

しかも①の「肝」が失調したときに真っ先に影響を受けるのが部下の「脾」と「肺」です。特に「脾」は真っ先にやられます。

実際に感冒後にお腹の調子が悪くなったり、咳が止まらなくなったりしたことがあるのではないでしょうか。西洋医学では自律神経の不調によるものと考えられています。「肝」は自律神経系と考えられているので、しっくりくるかと思います。

特に「脾」は「気」の産生元であり、早めのフォローが必要です。

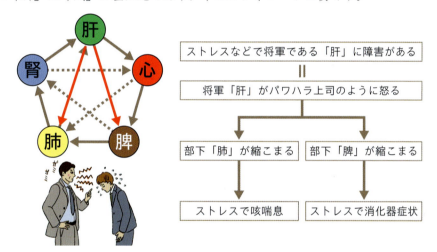

★「気血水」の流れの不具合を改善しなければいけない

風邪が長引くと、「気血水」の流れに不具合が生じます。

「気」が鬱滞することにより熱が発生します。このとき、発生した熱を消さなければ、症状の改善は見込めません。また、風邪が慢性化すると不要な「水」が溜まり、それが痰飲（「気」のない「水」）となります。この痰飲を取り除くことも重要です。特に、痰飲に「気」が集まり熱が生じる場合もあります。

文章ではわかりづらいかもしれませんが、実際の風邪を考えるとわかりやすいかと思います。風邪をひいたときの鼻水を考えてみましょう。最初は透明な鼻水ですが、時間が経つにつれて免疫細胞の残骸が混ざり、徐々に固くなります。これが固くなった痰飲です。この痰飲の中には生理機能を有さない「気」が含まれています。

しかし、さらに時間が経つと鼻水は粘り気が増し、色をつけます。これが痰飲の中の

「気」が熱を持った状態です。

　免疫細胞の残骸を「気」（実働部隊）の残骸と捉えるとしっくりきます。

　・固くなった痰飲：白いネバネバの鼻水

　・熱を持った痰飲：黄色や緑の色付きの鼻水

　このように、風邪が長引くと「気血水」の鬱滞が現れます。「気」が鬱滞すると熱が生じ、「水」が鬱滞すると痰飲が生じます。つまり、熱をとる生薬や痰飲を除去する生薬が必要になるのです。

4-1 感冒が長引いてきたときに使う処方 〜基本処方〜
【小柴胡湯】ツムラ9番
(ショウサイコトウ)

> 風邪をひいて2〜3日くらい経ったときの基本処方

　『傷寒論』では半表半裏（はんぴょうはんり）という、邪をやっつけきれず戦闘が一進一退の状態に使います。感冒の経過中に午前だけ熱が下がって、午後から熱が上がってを繰り返しているときなど、まさにこの方剤の使い時です。

　このとき、正気は弱くはないものの、邪をやっつけきれないくらい消耗しています。だから邪との戦いは一進一退となり、弛張熱となるのです。

　戦闘が間延びしたときに本部と各所の連携に綻びが出ることは往々にしてあると思います。同じように体でも同様のことが起こります。指揮系統である将軍「肝」が怒り、「気血水」の巡りに異常が出てくるのです（交感神経活性）。

　このときに大事なことは調整をすることです。邪との戦いは一進一退なので、少し援軍を送れば自軍は有利となります。そのためには将軍「肝」の怒りを鎮め、冷静になってもらって「気血水」を適切に調節すれば戦闘には勝てるのです。

　また、ここまで戦いが長引くと戦場では火事が起きます。「気」の鬱滞による熱が出ている状態です。ここも整えなければいけません。持てる体力、持てる免疫力を適切に調節して病因を駆逐するように治療する必要があるのです。

　【小柴胡湯】はまさに、このための処方です。特徴的なのは〔柴胡〕(サイコ)と〔黄芩〕(オウゴン)のペアです。筆者は、〔柴胡〕は最強の中間管理職、〔黄芩〕はやりすぎホステスとのイメージを持っています。この〔柴胡〕+〔黄芩〕は相性が良く、よく使われます。

【小柴胡湯】の構成生薬

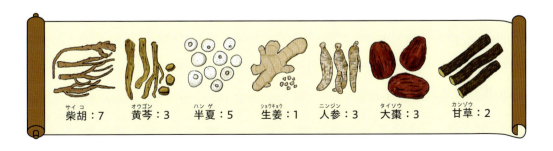

⬟〔柴胡〕

　前述したように、筆者は〔柴胡〕に対して「最強の中間管理職」のイメージを持っています。将軍である「肝」の怒りを鎮め、肝気が即座に現場へ届く（「気血水」の巡りをスムーズにする）ようにするからです。実際には、寒熱の調和、病原微生物に対する生体の対応と、その生体の抵抗力の行き過ぎ（アレルギーなど）を調整する、といった働きがあります。"漢方のステロイド剤"と言われたりもしますが、これは柴胡剤がステロイド様の抗炎症作用を示したり、柴胡剤を使用することでステロイドの使用量を軽減させる作用があるといった研究結果があるためです[1]。

　上記のようなイメージを持つだけで、〔柴胡〕がこの弛張熱に効くことが理解できるのではないでしょうか？

⬟〔黄芩〕

　こちらも前述したように、筆者は〔黄芩〕に対して「やりすぎホステス」のイメージを持っています。最強の中間管理職〔柴胡〕の仕事を助けるべく、戦場（肺や体の上部）まで出向いて、その熱を取り除きます。上焦（体の上部、横隔膜まで）の熱を清する生薬です。〔柴胡〕が上司（肝）をなだめている間に〔黄芩〕が現場の余分な熱を冷ますのです。しかしやりすぎなのはここからです。実はこの〔黄芩〕、中間管理職〔柴胡〕の上司である「肝」に楯突きます。最も肝臓に障害を起こしやすい生薬として知られています。実際に、〔黄芩〕が入る漢方は肝障害や間質性肺炎などを起こしやすいことが知られています。特に肝障害の90％はこの〔黄芩〕が入った方剤とのことです。きれいなバラには棘があるのは、漢方界でも同じのようです。

柴胡

黄芩

　他の構成生薬も、中間管理職〔柴胡〕の仕事の手伝いをします。「肝」の影響を受けた「脾」を助け、「気」を産生し巡らせます。ここで改めて「気」を作り、スムーズに届けることにより邪にとどめを刺しにいくのです。

　〔半夏〕〔生姜〕〔人参〕〔大棗〕〔甘草〕、この組み合わせは【四君子湯】の四君子すべてが入っていないため、「【四君子湯】に似ています」とは断言しづらいですが、構成生薬だけ見るとやりたいことは似ています（茯苓が入っていません）。

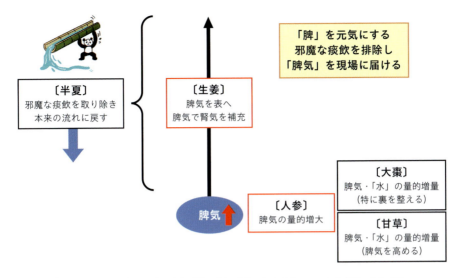

【四君子湯】＝四君子〔人参〕〔茯苓〕〔白朮〕〔甘草〕＋〔生姜〕〔大棗〕

【小柴胡湯】の構成生薬がやっていること

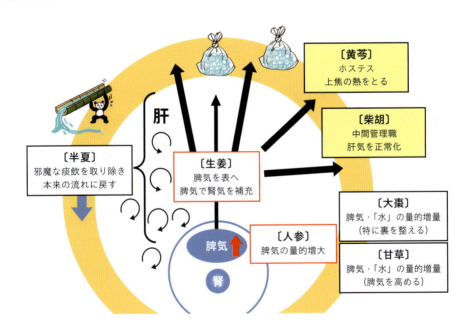

　〔柴胡〕で肝を整え、「気血水」の巡りを改善させます。〔人参〕〔大棗〕〔甘草〕で増大させた「気」を〔生姜〕の力で現場へ送り、残存している邪を取り除きます。邪との戦闘中に発生した余分な痰飲は〔半夏〕で洗い流します。このことにより、「脾気」はよりスムーズに現場へ向かうことができます。

　さらに、現場にある余分な熱は〔黄芩〕で取り除くことにより戦闘の終焉を迎えます。

121

4-1 感冒が長引いてきたときに使う処方 〜基本処方〜 【小柴胡湯】ツムラ9番

こうしてみると、邪との戦いに対して勢いをなくして鬱々としている味方軍に対して、戦える環境を一生懸命整える上司と、それを（少しやりすぎだが）支えるホステスの姿が目に浮かびませんか？

【小柴胡湯】の応用使用

『傷寒論』に記載された感冒のステージならびに〔柴胡〕のステロイド類似作用を意識した使い方が多いように思います。

● IgA 腎症 [2]　　● 月経前症候群 [3]　　● 副鼻腔炎症候群 [4]　　● 繰り返す上気道炎 [5]

古典で見る【小柴胡湯】

・傷寒が五、六日続くと、中風の症状が現れます。体は寒気と熱が交互に感じられ、胸や脇が苦しくて満たされ、黙っていても食欲がなく、心が煩わしくて吐き気がしやすい状態です。胸が煩わしくても吐き気がない場合や、喉が渇いたり、腹痛があったり、脇の下が詰まって硬く感じたり、心下が動悸する場合、小便が出にくい場合、体に微熱があったり、咳が出る場合などがあります。これらの症状には、小柴胡湯が適しています。

・傷寒が五、六日続くと、体は頭に汗をかき、軽い寒気を感じ、手足が冷たくなり、心下が満たされて食欲がなく、便が硬くなります。同時に脈が細くなりますが、これは陽気が弱まっていることを示しています。この状態では、体の表と裏の症状が同時に現れており、脈が沈んでいることで内的な問題も示唆されます。頭に汗が出るのは陽気の弱さの現れであり、純陰が結ばれている場合は外的な表の症状が見られず、すべて内部で起こっています。ただし、この場合は内と外が半々に分かれています。少陰病では脈は沈みがちで緊張していることが多いですが、ここで頭に汗が出ているため、少陰病ではありません。このような場合、小柴胡湯が適しています。もし症状が完全に解消されない場合、通常は便通が改善されると症状も軽減します。

引用・参考文献
1) 山本忍. 柴胡剤の作用機序の検討：気管支喘息に対する柴朴湯の臨床効果と有効成. 日本東洋医学雑誌, 44 (3), 1994, 83 – 94.
2) 高村光幸. 腎・泌尿器疾患. 小児科診療. 85 (1), 2022, 103-6.
3) 小川恵子. 月経関連疾患. 小児科診療. 85 (1), 2022, 111-7.
4) 柿添亜矢. 副鼻腔炎に対する漢方治療. MB ENTONI. 229. 2019, 55-68.
5) 川島希. 小柴胡湯と柴胡桂枝湯：くり返す上気道炎. チャイルドヘルス. 19 (6), 2016, 415-9.

4-II 感冒が長引いてきたときに使う処方 ～基本処方～
【柴胡桂枝湯】ツムラ10番

【桂枝湯】と【小柴胡湯】を合わせた処方。両者の特性を合わせた、ある意味万能薬

【柴胡桂枝湯】の構成生薬

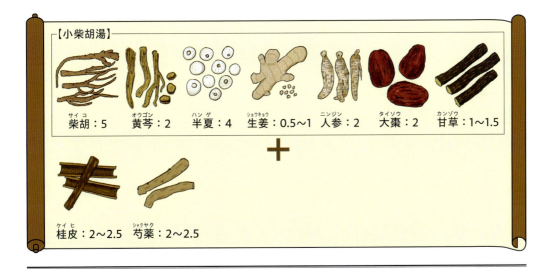

【小柴胡湯】
- サイコ 柴胡：5
- オウゴン 黄芩：2
- ハンゲ 半夏：4
- ショウキョウ 生姜：0.5～1
- ニンジン 人参：2
- タイソウ 大棗：2
- カンゾウ 甘草：1～1.5

＋

- ケイヒ 桂皮：2～2.5
- シャクヤク 芍薬：2～2.5

【柴胡桂枝湯】の構成生薬がやっていること

　【小柴胡湯】は邪との戦いに勢いを失って鬱々としている味方軍に対する処方です。将軍である肝をなだめ、脾を整え、現場を修復します。【柴胡桂枝湯】は、そこにさらに【桂枝湯】を加え、バランス調整力と〔桂皮〕による推進力を加えた方剤となっています。これにより、呼吸器感染や胃腸炎など、病期をほとんど考慮せずに使えるオールラウンドな処方となっています。この漢方薬は、体を強化し、バランスをとることで、多様な症状に対応することができます。

　この【柴胡桂枝湯】はどんな状況のバランスすら整えてしまう凄まじい方剤です。「柴胡剤＝ステロイドの効果＋【桂枝湯】」と考えるとその凄まじさに納得するのではないでしょうか？ 新見先生[1]は、こどもで迷ったら【小建中湯】か【柴胡桂枝湯】というほどです。それは下記の応用使用の広さからもみてとれます。

123

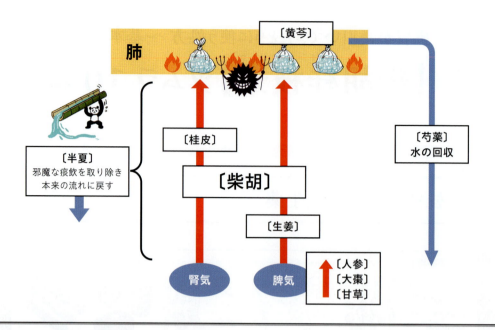

【柴胡桂枝湯】の応用使用

- すべてのステージの風邪に対して[2]
- 起立性調節性障害[2]
- 繰り返す感染症・扁桃炎[3]
- 口内炎[4]
- 慢性膵炎[5]
- 不定愁訴[6]
- 熱性けいれんの予防[7]
- てんかん[7]
- ネフローゼ症候群[8]
- 胆石症[9]

古典で見る【柴胡桂枝湯】

・傷寒（かぜ）が六、七日続き、発熱があり、軽い寒気があり、関節が煩わしく痛み、軽い嘔吐がある場合、心下がつかえて結び、外症の症状がまだ解消していない場合には、柴胡桂枝湯が適しています。

・発汗が多く、陽気が失われてうわ言がある場合は下剤を使うべきではありません。この場合、柴胡桂枝湯を与えて栄気と衛気を調和させ、津液を通じさせると、後に自然に治ります。

・柴胡桂枝湯の処方は、心と腹に急に起こる痛みを治療するためにも使用されます。

引用・参考文献

1) 新見正則. フローチャート漢方薬治療. 東京, 新興医学出版社, 2011, 156-61, 206-8.
2) 吉田政己. 柴胡桂枝湯. 小児科診療. 77 (8), 2014, 1023-8.
3) 川島希. 小柴胡湯と柴胡桂枝湯：くり返す上気道炎. チャイルドヘルス. 19 (6), 2016, 415-9.
4) 稲葉博司. 口内炎の漢方治療. MB ENTONI. 199, 2016, 61-8.
5) 周東寛. 慢性膵炎に対する柴胡桂枝湯の効果. 医学と薬学. 70 (4), 2013, 817-20.
6) 浅羽宏一. 生薬の薬効で漢方薬を理解する：精神的ストレスを例に. レジデントノート. 15 (6), 2013, 1145-8.
7) 甲賀正聰. てんかん. 小児科診療. 73 (3), 2010, 453-6.
8) 宮川三平. 慢性腎炎・ネフローゼ症候群. 小児科診療. 73 (3), 2010, 419-22.
9) 名越澄子. 肝・胆・膵疾患. 成人病と生活習慣病. 45 (2), 2015, 193-7.

【小柴胡湯】という傑作

　漢方ではいくつかの傑作処方があり、それに派生する形で方剤が作られていたりします。

　最初に出てきた【桂枝湯】も傑作の一つで、そこから【桂枝加芍薬湯】【小建中湯】【葛根湯】のほか【桂枝加朮附湯】【桂枝加竜骨牡蛎湯】などさまざまな処方が作られています。

　この【小柴胡湯】も傑作の一つで、急性期に使われる処方にこの【小柴胡湯】を合わせることで多くの処方を生み出してきました。

- ●喉風邪が長引いたときの処方

【小柴胡湯】+〔桔梗〕+〔石膏〕=【小柴胡湯加桔梗石膏】

- ●肝気鬱滞が強いときの処方

【小柴胡湯】+【半夏厚朴湯】=【柴朴湯】

- ●水の鬱滞が強いときの処方

【小柴胡湯】+【五苓散】=【柴苓湯】　etc

　例えば【半夏厚朴湯】や【五苓散】など、単独使用と【小柴胡湯】を合わせた処方のどちらを使うかとなったとき、考え方はいくつかあると思いますが、筆者は単純にステロイドの効果がほしいかどうかで決めています。つまりステロイド様の効果がほしいときは【小柴胡湯】を加えた処方にしています。

　なお、上記にまだ本書で言及していない漢方薬がいくつか出てくるかと思います。【半夏厚朴湯】や【柴朴湯】に関しては咳の項目で言及しています。

　また【柴苓湯】に関しては、本書で詳しく言及はしていません。ただ、風邪が長引いてきたとき、ステロイド様効果の【小柴胡湯】と【五苓散】を合わせた処方から使い方は想像できるのではないでしょうか？

　急性胃腸炎はもちろんです[1]が、小児科領域で比較的難治性と言われる滲出性中耳炎に対してもエビデンスを有します[2]。またネフローゼ症候群に対しても再発防止効果やステロイド使用量の削減効果が示唆されている[3]のも理解できるでしょう。

〈引用・参考文献〉

1) 遠藤剛. 成人の感染性胃腸炎に対する柴苓湯の効果 - 柴苓湯投与群と柴苓湯非投与群の比較検討 -. 医学と薬学. 68 (4), 2012, 683-7.
2) 丸山裕美子ほか. 漢方薬の取り入れ方のコツ 中耳炎. JOHNS. 26 (4), 2010, 569-71.
3) 佐古まゆみ. 小児ネフローゼ症候群と我が国の臨床試験. 腎と透析. 72 (6), 2012, 896-901.

5-0 感冒が長引いてきたときに使う処方
～喉の痛み～

　感冒初期の喉の痛みに使うものとして【桔梗湯】や【排膿散及湯】を以前に説明しましたが、これらの処方は感冒が長引いたときにも使用可能です。【桔梗湯】はのど飴のようなものなので、喉が痛いときの頓用処方で使えますし、【排膿散及湯】は体のバランスを整える【桂枝湯】に〔桔梗〕を加えたような処方であり、名前の通り膿がある病態に対して効力を発揮するため、長引いて膿がある咽頭炎に対して有用です。

> **コラム⑯　日本ののど飴と西洋ののど飴の違い**
>
> 　【桔梗湯】のところで、【桔梗湯】のことを龍角散ののど飴と書きましたが、実は日本ののど飴と海外ののど飴には大きな違いがあります。日本ののど飴は漢方薬の知識を活かしているため、漢方に近い成分が多く含まれています。一方、海外ののど飴は、より即効性のある西洋医学の成分が中心です。
>
> ●日本ののど飴（龍角散ののど飴、浅田飴など）
> 　日本ののど飴は、以下のような漢方由来の生薬が含まれることが多いです。
> ・カミツレ（カモミール）：抗炎症作用とリラックス効果がある。
> ・キキョウ（桔梗）：鎮咳作用と喉の粘膜を保護する。
> ・カンゾウ（甘草）：炎症を抑える効果がある。
> ・セネガ：気道を拡張し、痰を出しやすくする。
> ・シャゼンソウ（車前草）：喉の炎症を抑え、粘膜を保護する効果がある。
>
> ●海外ののど飴（ヴィックス メディケイテッド ドロップなど）
> 　西洋医学は、症状の迅速な緩和を目的とした科学的研究と臨床試験に基づいており、海外ののど飴には、一般的に以下のような成分が含まれます。
> ・メントール：冷却効果と局所麻酔効果が確認されており、喉の痛みを迅速に和らげる。
> ・ユーカリオイル：抗炎症作用が科学的に証明されており、呼吸を楽にする効果がある。多くの咳止め薬や喉のスプレーに使用されている。
> ・レモンオイル：ビタミンCが補給できる。抗酸化作用があり、免疫力を高める。
> ・ハチミツ：科学的研究の結果、喉をコーティングし、炎症を和らげる効果が証明されている。自然な咳止めとして広く認知されている。
> ・ペパーミントオイル：清涼感と抗菌作用がある。

5-I 感冒が長引いてきたときに使う処方 〜喉の痛み〜
【小柴胡湯加桔梗石膏】ツムラ109番

名前の通り【小柴胡湯】に腫脹を取り除く〔桔梗〕と〔石膏〕を入れたもの

【小柴胡湯加桔梗石膏】の構成生薬

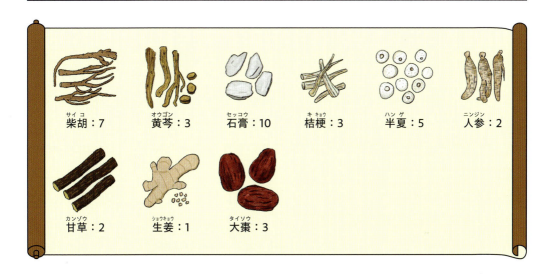

サイコ 柴胡：7　オウゴン 黄芩：3　セッコウ 石膏：10　キキョウ 桔梗：3　ハンゲ 半夏：5　ニンジン 人参：2
カンゾウ 甘草：2　ショウキョウ 生姜：1　タイソウ 大棗：3

　【小柴胡湯】の効果を単純にまとめると以下になります。
・長引いたことで分断された供給する裏と前線である表をつなげる：〔柴胡〕
・気を増大させ、残った邪の排除：〔人参〕〔甘草〕〔生姜〕〔大棗〕
・戦場の現状回復：〔黄芩〕（熱をとる）〔半夏〕（痰飲をとる）
　このような【小柴胡湯】に下記の〔桔梗〕〔石膏〕の役割が加わります。

⬟〔桔梗〕

　化膿性の腫れ物、炎症を落ち着かせます。まさにのど飴です。この作用を漢方学的に表現すると、肺気を開通して「気」を上昇させます。

桔梗

⬟〔石膏〕

　白い石膏の像を想像してください。あの像を考えながら生薬の特徴を見ていくとイメージがつきやすいです。〔石膏〕は表の熱をとり、内向きに誘導します。

石膏

127

【小柴胡湯加桔梗石膏】の構成生薬がやっていること

【小柴胡湯加桔梗石膏】は、風邪や感染症が長引いた場合に、滞った体内の供給ラインを再びつなぎ、「気」を増大させて残った邪を排除します。さらに、炎症を抑える〔桔梗〕と、熱を冷ます〔石膏〕を加えることで、呼吸器や消化器の症状に対するオールラウンドな対応が可能です。特に遷延した喉風邪に使われます。

⬠【小柴胡湯加桔梗石膏】と【排膿散及湯】の使い分け

この2つの使い分けにはいくつかのポイントがあると筆者は考えています。病期が長引くと「気」の産生場である「脾」が弱ってきますが、ともに「脾」のフォローはしています。ただし、〔人参〕などより「気」を育むものが【小柴胡湯加桔梗石膏】には入っており、病期が長引けばこちらのほうが適していると考えます。また臓の将軍である「肝」を助けるものも【小柴胡湯加桔梗石膏】にしか入っていません。

しかし【排膿散及湯】には〔芍薬〕が入っています。考えてみると【小柴胡湯加桔梗石膏】には「水」の回収役が入っていません。あくまで〔柴胡〕で巡りを良くすることで対処しようと考えています。対して【排膿散及湯】には「水」の回収役が含まれ、さらに熱をとる〔桔梗〕も含まれているため、「熱＋痰飲」である膿を取り除く作用があるのです。また後述しますが、【排膿散及湯】のほうが構成生薬数が少なく、利き方が鋭いことも特徴です。

コラム⑰ 古くから感染症治療に活躍した【柴葛解肌湯】

代用処方：【葛根湯】＋【小柴胡湯加桔梗石膏】

【柴葛解肌湯】は【小柴胡湯】と【葛根湯】の合方から〔人参〕と〔大棗〕をとり、〔石膏〕を加えた処方です。【柴葛解肌湯】としての入手は専門店でなければ難しく、臨床では【葛根湯】と【小柴胡湯加桔梗石膏】を合わせて飲むことで代用しています。

この処方は新型コロナウイルス感染症に対する治療として、東北大学から発表された処方です[1]。

実はとても有名であり、おそらく多くの漢方医は先立って新型コロナウイルスの治療に取り入れていたと思います。筆者も新型コロナウイルスが出たとき

から処方していました。というのも、何かと新型コロナウイルスと対比される
スペイン風邪に対して使われていた処方だからです。

漢方で有名な浅田宗伯（あさだそうはく）先生が行った治療です。
"スペイン風邪の初期で悪寒戦慄のあるものには、葛根湯を温服させ発汗し、
邪気を除くことによって、肺炎の併発を防ぎます。その後の病症の多くは陽明
病に移行するので、咳嗽・喀痰があるものは小柴胡湯加桔梗石膏＋知母＋麦門
冬を与えると多くは治ります。"
今後に備えて、こうした先人たちの経験は語り継いでいきたいものです。

〈引用・参考文献〉
1) Takayama, S. et al. Multicenter, randomized controlled trial of traditional Japanese medicine, kakkonto
   with shosaikotokakikyosekko, for mild and moderate coronavirus disease patients. Front Pharmacol.
   13, 2022, 1008946.

コラム⑱ 構成生薬数と即効性

漢方を勉強していくと、構成生薬が多いほうが多くの効果を発揮でき、どん
な病態にも効果があるものができるのではないかという錯覚に陥ります。しか
し実際にはそんなことはありません。それは生薬の方向性が違うからです。今
まで出てきた生薬でも、〔桂皮〕は温め、〔石膏〕は冷やします（熱をとります）。
逆の方向性になるわけです。

たくさんの人がいたとしても、それぞれの目的が違ったら素晴らしい結果に
ならないことは日常でも見受けられます。逆に少ない人数でも皆同じ目標に向
かって努力したら凄まじい結果が出るでしょう。漢方でも一緒です。構成生薬
が少ないほうが同じ目的のために働くため即効性がある方剤となるのです。た
だし、耐性もできやすいと言われています。

逆に構成生薬が多いものは、絶妙なバランスでそれぞれの効力の長所が少し
ずつ出るように組み合わせているため、じわじわ効いてきます。

5-I
感冒が長引いてきたときに使う処方　〜喉の痛み〜　【小柴胡湯加桔梗石膏】ツムラ109番

6-0 感冒が長引いてきたときに使う処方 〜鼻づまり・副鼻腔炎〜

　鼻づまりは鼻腔内部が狭くなることにより空気が入りづらくなることで起こります。さまざまな原因で起こりますが、鼻の粘膜の腫脹や膿性鼻汁、アデノイドなどによる閉塞でも起こります。また急性鼻炎や慢性鼻炎などが原因で鼻の粘膜が乾燥するドライノーズが起こり[1]、鼻閉や鼻出血、細菌・ウイルス感染のリスクが高くなることが知られています。

　漢方薬では主に感冒やアレルギーによる鼻閉に効果があり、以下のような機序により鼻閉を解除します。

①鼻粘膜の浮腫をとる
②膿性鼻汁を取り除く
③鼻粘膜の乾燥を改善させる

　以前登場した【越婢加朮湯】も鼻閉を取り除く漢方の一つです。【越婢加朮湯】は全身の熱を持ったむくみを改善する方剤と説明しました。つまり鼻の粘膜の熱とむくみをとり、鼻詰まりを解消させます。

　そのほかに鼻閉によく使う方剤があるので見ていきましょう。

引用・参考文献
1) 洲崎春海ほか. 鼻内乾燥感・鼻づまり. 綜合臨牀. 50 (5), 2001, 951-2.

6-I 感冒が長引いてきたときに使う処方 〜鼻づまり・副鼻腔炎〜
【葛根湯加川芎辛夷】ツムラ2番

【葛根湯】と〔川芎〕＋〔辛夷〕を合わせた処方。「気血水」が詰まった状態を強制的に開放します。

【葛根湯加川芎辛夷】の構成生薬

【葛根湯】（【桂枝湯】＋〔葛根〕＋〔麻黄〕）＋〔川芎〕＋〔辛夷〕

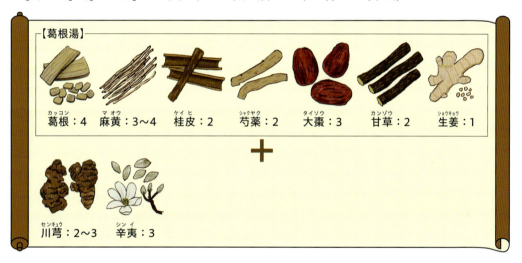

⭐【桂枝湯】：営衛調和

〔葛根〕：「太陽膀胱経」の「気」と「水」の鬱滞を取り除きます。
〔麻黄〕：「気」に強制力を持たせます。
〔川芎〕：「血」の巡りを上方・外側へ誘導し、末梢の血流を良くします。血中の気薬ともいわれ、「血」だけではなく「気」の巡りにも関与します。筆者は赤い川のイメージを持っています。この赤い川が四肢の隅々まで巡っていくイメージです。
〔辛夷〕：しんどい鼻づまりです。肺に入り風邪を発散して鼻閉を通じます。

川芎   辛夷

【葛根湯加川芎辛夷】の構成生薬がやっていること

　【葛根湯】に発散力を強化した方剤です。【葛根湯】は、「気水」を強制的に解放し（〔麻黄〕〔葛根〕）、バランスを整えます（【桂枝湯】）。その作用に、〔辛夷〕や〔川芎〕が加わります。〔辛夷〕で鼻閉を改善させ、「気血水」が通りやすい状態を作ります。さらに〔川芎〕で末梢の細くなった血流を開き、血管が塞がった状態を改善し発散力を強化するのです。この方剤を使うことによって鼻粘膜の血流が改善され、〔辛夷〕の作用も加わって強力に鼻閉を解除します。【葛根湯】では「気水」の強制的な解放ですが、【葛根湯加川芎辛夷】では「気血水」の強制的な開放をもたらすことができます。

古典で見る【葛根湯加川芎辛夷】

・葛根湯に川芎と大黄を加えることで、鼻からの分泌物や目、耳の痛みを治療することができます。

コラム⑲ 【越婢加朮湯（エッピ カ ジュットウ）】と【葛根湯加川芎辛夷】

　【越婢加朮湯】も、鼻づまりによく使われます。しかし生薬を見ると、【越婢加朮湯】と【葛根湯加川芎辛夷】の鼻づまりに対する効果は違うように思います。

　【越婢加朮湯】は〔麻黄〕＋〔石膏〕による浮腫の改善の作用を最大限に生かした方剤で、全身のむくみに使えるものです。つまり【越婢加朮湯】は鼻の粘膜の浮腫を強力にとることによって鼻づまりを解消します。

　対して【葛根湯加川芎辛夷】は、粘膜浮腫にも効果はありますが、どちらかというと鼻粘膜の血流を通すことで鼻づまりを解消します。

　また、【葛根湯加川芎辛夷】には熱をとる作用はありません。鼻粘膜に熱がある状態では、効果が薄れる可能性があります。

　対して【越婢加朮湯】は、熱を強力にとる〔石膏〕が含まれています。なので熱を持つ症例では【葛根湯加川芎辛夷】の効果が乏しく、【越婢加朮湯】のほうが効果を持つことがあるのです。

　【葛根湯加川芎辛夷】に清熱作用がないことは適応にも表れています。慢性副鼻腔炎になると【葛根湯加川芎辛夷】よりも熱をとる【辛夷清肺湯（シン イ セイハイトウ）】が使われるのもこのためです。【辛夷清肺湯】については後述します。

6-Ⅱ 感冒が長引いてきたときに使う処方 〜鼻づまり・副鼻腔炎〜
【辛夷清肺湯】ツムラ104番

膿性鼻汁や後鼻漏に対する処方

〔辛夷〕は、鼻づまりをとる生薬です。清肺という言葉は、漢方学的には「肺」を清熱する＝「肺」の熱をとることです。つまり【辛夷清肺湯】とは「肺」の熱をとり、鼻閉をとる処方です。

【辛夷清肺湯】は、「肺」に熱があるだけでなく、この熱のために「肺」がカラカラになっている状態に使います。つまり「肺」に陰が足りない状態です。だから粘稠性の高い色付きの鼻水が出るのです。

この状態を改善するためには以下のことが必要です。

① 「肺」の熱をとる

　つまり、熱をとり、熱の原因となっている「気」の鬱滞を解消します。

② 「肺」に陰を送って、湿を好む「肺」の環境を整える

　生薬で「肺」に陰を送りますが、そもそもの「水」の代謝も整えなければいけません。

そのうえで一番困っているのが「鼻づまり」です。そのため〔辛夷〕を使って鼻閉をとり問題を解消します。〔辛夷〕を使うことで、鼻粘膜での「気血水」の流れはスムーズになり、他の生薬が鼻粘膜に効きやすくなります。

【辛夷清肺湯】の構成生薬

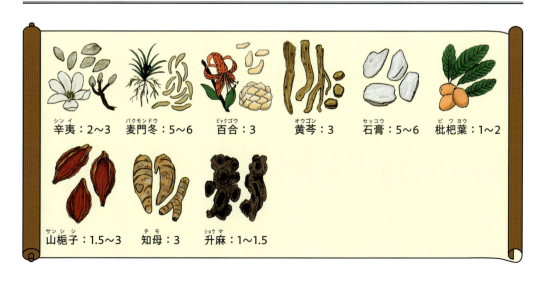

・〔辛夷〕：鼻づまりをとります。

・〔麦門冬〕：肺の陰を補充します。

・〔百合〕：肺の陰を補充します。

・〔黄芩〕：肺の熱をとります。

・〔石膏〕：表の熱をとり、内向きに誘導します。

・〔枇杷葉〕：肺の熱をとり、「気」を降ろします。

・〔山梔子〕：「心」の領域を潤します。「水」の通路と言われている三焦の通りを良くします。

・〔知母〕：腎を潤します。

・〔升麻〕：脾気を持ち上げ、肺まで到達させます。とくに上方での作用が強く、皮膚の邪を発散します。

【辛夷清肺湯】の構成生薬がやっていること

⬟「肺」の熱をとるのに〔石膏〕〔黄芩〕〔枇杷葉〕を使う

〔黄芩〕が「肺」の熱をとります。また抗菌作用があるため、「肺」に邪がいれば、それを取り除きます。〔石膏〕は熱をとる以外に炎症のむくみを解消します。〔枇杷葉〕は「肺」の熱をとるとともに、そこにある「気」を降ろします。つまり、熱をとる生薬も、それぞれに個別の役割を持っており、熱がある環境を強力に改善させます。

肺の熱をとる＋〔黄芩〕抗菌作用

〔石膏〕炎症のむくみをとる

〔枇杷葉〕「気」を降ろす

このことにより、「肺」に渋滞していた「気」を下降性に誘導し、「気」をもとの巡りに戻してあげるのです。

⬟ 生薬で「肺」に陰を送るのに〔麦門冬〕〔百合〕を使用する

そもそも「肺」に「水」をうまく送れていない状況があります。「水」は「心」と「腎」が中心となって巡らせます。〔山梔子〕は「心」の領域を潤し、また「水」の通路と言われている三焦の通りを良くします。〔知母〕は「腎」を潤します。このことにより、「心」と「腎」の機能を回復させ、「水」の巡りを改善します。

⭐ 環境を整えたあとに〔辛夷〕の鼻閉をとる作用を効かせる

　環境を整えた後、〔辛夷〕により鼻粘膜に「気血水」を巡らせます。

　サポート役に、局所（皮膚表面）の熱をとる〔升麻〕が使われます。〔升麻〕は脾気を持ち上げ、「肺」まで到達させます。特に上方での作用が強く、皮膚の邪を発散します。

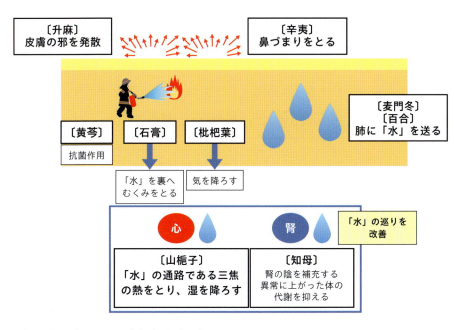

慢性副鼻腔炎に使われる【辛夷清肺湯】

　ドライノーズ（鼻粘膜の乾燥）が鼻閉を生じることが2000年代に入ってから注目を集め始めました。ドライアイなどと比べるとまだ知名度は低い概念かもしれません。前述したようにアレルギー性鼻炎や急性鼻炎、慢性鼻炎に引き続いて起こることもあります。そうしたなか、この【辛夷清肺湯】が昔から慢性期の病態で使われていたことに筆者は驚きを隠せません。鼻水の性状を見て生薬を決めたのだと推察しますが、生薬の構成を見るとこのドライノーズの概念もあったのかと考えてしまいます。

古典で見る【辛夷清肺湯】

・肺が熱して鼻の中が肉芽性軟組織様になっているのを治します。初めはザクロのように赤く、その後しばらく大きく、鼻孔を塞ぎ、気が通じない状態を治します。

7-0 感冒が長引いてきたときに使う処方 〜咳〜

咳とは、「気」が過剰で漏れ出た状態

咳とは生体の外殻である「肺」において、「気」が過剰で漏れ出た状態のことです。「肺」は、西洋医学における呼吸を司っています。ただし、東洋医学ではそれだけではありません。前述したように「肺」は「気血水」の散布を行っています。

「脾」から吸収したものから「気」「血」「水」を作ります。
→・「気」「水」は「脾」から「肺」へ持ち上げられ全身に散布されます。
　・「血」は「肺」で新たな「気（酸素）」を入れ、「血」とし、「心」を介して全身を巡ります。

ここで大事なのは、「肺」から「気」「水」が散布される方向です。
「肺」からは主に2つの方向に届けられます。
①体表：宣散（外）と、②内部：粛降（内）です。

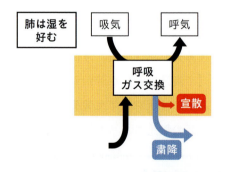

「咳」の原因を漢方で考える

⭐ 上気道炎での咳

この体表から外への方向（宣散）は体表を「気」で覆う、免疫系の働きを有していま

す。宣散による「気」で外界から体を守っているのです。

前述したように咳とは「肺」において、「気」が過剰で漏れ出た状態です。

風邪初期では、邪は体表にいるので宣散方向に「気」を多く送ろうとします。またそれを助けるため「脾」や「腎」から「気」が送り込まれます。「気」を「肺」へ過剰に送っている状態です。

もちろん宣散は増えますが、宣散に向かえない「気」は上部へ行くしかありません。だから咳として出るのです。

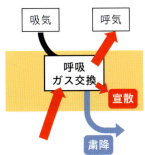

前述した【麻黄湯】はまさにこの働きを強化するものです。そのため、「気」の回収系として〔杏仁〕が使われ、余分な「気」を下に送り込むことにより咳止め効果を有しているのです。

⭐ 気管支炎での咳

しかし、風邪が長引くと、体表付近に「気」の鬱滞のほか「水」の鬱滞もみられるようになります。「気」の鬱滞が続けば「熱」を持つこともあるでしょう。いわゆる気管支炎の状態です。こうした状態ではただ単に「気」の巡りの改善だけでは回復は見込めません。「熱」をとり、「水」の鬱滞を改善させる必要があります。そのため、後述する【麻杏甘石湯】や【五虎湯】の適応となるのです。

⭐ 気管支炎が慢性化したときの咳

気管支炎の状態がスッキリ治らない状態が続くと、大きく分けて２つの経過をたどります。痰は出ないのに咳が続く状態と、膿性の痰が出る咳が続く状態です。

痰が出ない咳

痰が出ない咳の代表格は咳喘息ですが、この状態を漢方では「肝」の失調が大きくかかわっていると考えます。「気血水」のスムーズな巡りが失調することから「気」の偏在が起こり、咳が出てしまうのです。巡りの失調で過剰に「気」が「肺」にあったり、「肺」にある「気」が下に降りられない状態にあります。こうした状況では【半夏厚朴湯】や【柴朴湯】【神秘湯】といった「肝」を助ける生薬が入ったものを使用します。

7-0 感冒が長引いてきたときに使う処方 ～咳～

137

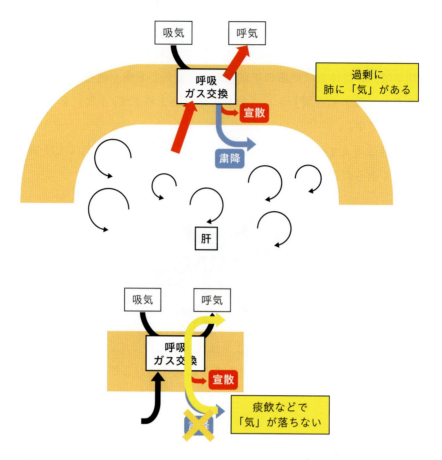

また、痰が出ない咳のときに、単に「肺」が乾燥している状態があります。鼻粘膜などが常に湿っているように、「肺」は「湿」を好むといい、乾燥に弱い臓として知られています。この「肺」が乾燥（陰が不足）したことにより、「肺」の中で陽気が過剰となり、咳が出ることがあります。こうしたときは前述した【麦門冬湯】で「肺」の陰液を満たしてあげればいいのです。【麦門冬湯】が「体内からの加湿器」と考えるとわかりやすいのではないでしょうか？

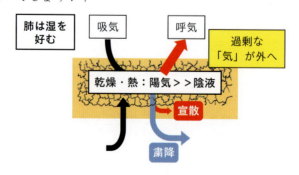

膿性の痰が伴う咳

　慢性化した咳嗽で、痰が膿性で粘度が強い場合があります。これは「肺」で「気」が鬱滞し「熱」を持ち、その「熱」で「肺」の「陰」を蒸発させてしまった状態です。また「肺」には「痰飲」も存在し、痰飲は熱を有するため黄色味を帯び、どんどん濃縮されます。【麦門冬湯】と同様に、「肺」での陽気が過剰となるため咳嗽が出ますが、この状態では膿性の痰が伴います。こうした状態では「肺」の熱をとりながら、「気血水」のアンバランスを解消する必要があり、【竹筎温胆湯】などが用いられます（後述します）。

「咳」の原因を複合的に考える

　上記の状態を簡単にまとめると以下のようになります。

①肺に熱がある＋肺が炎症でむくんでいる状態

　　∴湿性咳嗽
　　【麻杏甘石湯】【五虎湯】

②「肺」が乾燥している状態

　　∴乾性咳嗽

　　　【麦門冬湯】

③肝気異常がメインの咳：痰が少なく長引く咳

　　　【半夏厚朴湯】

　　　【柴朴湯】

④慢性咳嗽
　　　【神秘湯】：慢性期の麻黄製剤
　　　【柴陥湯】：化膿性の痰と痛みを伴う状態
　　　【竹筎温胆湯】：膿性の痰が多く「肺」は乾燥している

7-I 感冒が長引いてきたときに使う処方 〜咳〜
【麻杏甘石湯】ツムラ55番（【五虎湯】ツムラ95番）

その名の通り〔麻黄〕〔杏仁〕〔甘草〕〔石膏〕で構成されています。【三拗湯】の流れに〔桂皮〕ではなく〔石膏〕を乗せるため、気管支炎に使われます。

前出のコラムで書いた【三拗湯】を覚えていますか？【麻黄湯】の骨格をなす方剤で、「肺気」への強制力と回収力に特化したものでした。

【三拗湯】：〔麻黄〕〔杏仁〕〔甘草〕

（【三拗湯】＋〔桂枝〕＝【麻黄湯】）

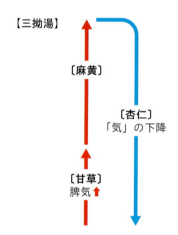

〔麻黄〕はエフェドリンとして有名です。そして〔麻黄〕の主効能を3つ取り上げると、①発汗促進、②気管支拡張作用、③浮腫の改善、になります。

〔麻黄〕は生薬との組み合わせによって、どの作用が強く出るかが決まります。

① 〔麻黄〕＋〔桂皮〕＝発汗促進（邪の除去）
② 〔麻黄〕＋〔杏仁〕＝気管支拡張作用
③ 〔麻黄〕＋〔石膏〕＝浮腫の改善作用

つまり、【麻黄湯】は【三拗湯】に〔桂皮〕を乗せ、①＋②を強くしましたが、【麻杏甘石湯】は【三拗湯】に〔石膏〕を乗せ、②＋③を強くした処方です。

①の発汗促進は主に邪を外に出すのが目的であることを考えると、

【麻黄湯】→風邪の初期

【麻杏甘石湯】→気管支炎・肺炎のような気管支の浮腫が出てきたとき
と考えるとしっくりきます。

【麻杏甘石湯】の構成生薬

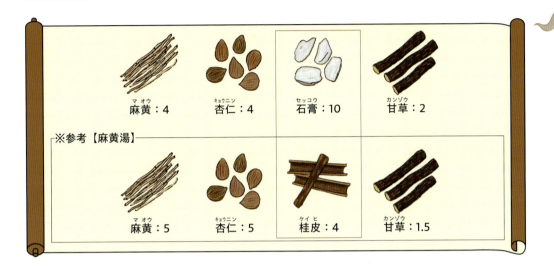

【麻杏甘石湯】の構成生薬がやっていること

　「肺」に熱と「水」が鬱滞している状態＝気管支炎の状態を改善します。「肺」に熱と「水」が鬱滞している状態では以下のような症状が出ます。

・痰は粘って排出しづらく、黄色い痰が出る

・発熱、咳、呼吸困難が激しい

　そこで、残っている邪を〔麻黄〕で取り除きます。そのうえで〔石膏〕で「肺」の熱を強力にとり、〔石膏〕＋〔麻黄〕で鬱滞した水（浮腫）を裏へ引き込み解消します。そして、〔杏仁〕で肺の余分な「気」を降ろします。

　こうして〔麻黄〕＋〔石膏〕で気管支の浮腫をとり、〔麻黄〕＋〔杏仁〕で咳をとります。

　このように考えると、気管支炎に使う理由がよくわかると思います。

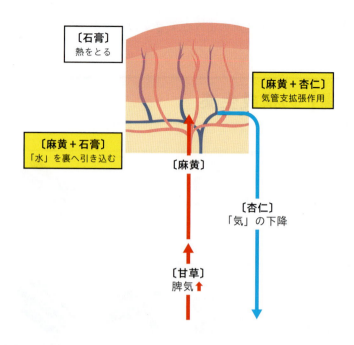

参考：【五虎湯】

　【五虎湯】は、ほぼ【麻杏甘石湯】です。【麻杏甘石湯】に痰の処理能力を加えたのが【五虎湯】です。

★【五虎湯】の構成生薬

【麻杏甘石湯】＋〔桑白皮（ソウハクヒ）〕＝【五虎湯】

〔桑白皮〕：「水」を引き下ろす作用があります。

つまり、【麻杏甘石湯】に痰を処理する能力が強められているのです。

古典で見る【麻杏甘石湯】【五虎湯】

・発汗した後に、桂枝湯（ケイシトウ）を再び服用してはいけません。もし汗が出ていて、息苦しさがあり、熱があまり高くない場合は、麻黄杏仁甘草石膏湯（マオウキョウニンカンゾウセッコウトウ）を投与しましょう。

・下痢をした後に、桂枝湯（ケイシトウ）を再び服用してはいけません。もし汗が出ていて息苦しさがあり、熱があまり高くない場合は、麻黄杏仁甘草石膏湯（マオウキョウニンカンゾウセッコウトウ）を投与しましょう。

7-II 感冒が長引いてきたときに使う処方 ～咳～
【半夏厚朴湯】ツムラ16番

咽喉頭に異物感がある、痰が絡んだ咳や、広い範囲の肝気鬱滞による痰飲に対応する方剤

　【半夏厚朴湯】は「肝」の失調による咳に使われます。「肝」の失調により、「気」の巡りがうまくいかなくなり、それが「水」の巡りをおかしくして痰飲を生じさせます。喉の下に異物感があったり、喉に違和感がある咽頭喉頭異常感症を漢方では梅核気（ばいかくき）と言いますが、この梅核気の治療薬として【半夏厚朴湯】が有名です。この症状も、「気」がうまく流れていないことをイメージするとわかりやすいのではないでしょうか？　実際に痰がないのに痰があるように思われるのは、「気」の鬱滞か、その周辺の痰飲形成によるものと思われます。

【半夏厚朴湯】の構成生薬

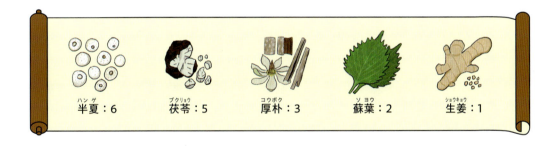

ハンゲ　半夏：6　　ブクリョウ　茯苓：5　　コウボク　厚朴：3　　ソヨウ　蘇葉：2　　ショウキョウ　生姜：1

★〔厚朴〕

　消化管の上部の湿や「気」の停滞を解消し、下に降ろします。その結果、〔半夏〕と同様に痰をやわらかくし、「気」を下に降ろします。

★〔半夏〕

　動けなくなった「水」を動かし、本来の流れに戻す役割があります。

・〔茯苓〕：利水の王様です。脾の働きを盛り立てつつ、脾から肺への「水」の巡りを回転させます。

- 〔蘇葉〕：しそのことです。〔蘇葉〕は肝気を表へ導くとともに、胃や肺の機能を整える効果があります。
- 〔生姜〕：脾気を裏から表へ引き出す効果があります。

【半夏厚朴湯】の構成生薬がやっていること

　全身の「気」と「水」を巡らせます。その結果、上がりすぎた「気」を降ろし、咳を止めます。

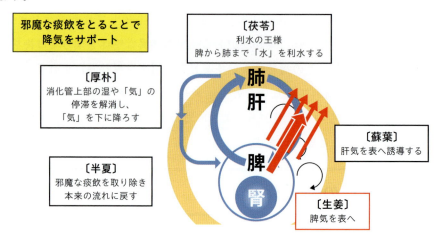

◆「気」の巡り

　〔生姜〕によって脾気を表へ引き出し、〔蘇葉〕で肺まで誘導します。そうして誘導された「気」は〔厚朴〕で引き下ろされ、〔半夏〕によってさらに奥まで降ろされます。こうして「気」が循環します。

◆「水」の巡り

　〔蘇葉〕で肝気を巡らせて、「気血水」の運搬機能を整えます。〔厚朴〕や〔半夏〕により上部から中部の痰飲を取り除き、〔茯苓〕で「水」を脾から肺に巡らせ、利水します。

　このように、【半夏厚朴湯】は肝気を巡らせ、全身の「気」と「水」の循環を促します。特に、上部の「気」や「水」を降ろす力が強く、胸中の閉塞感や異物感を解消します。自律神経失調症やストレスによる咳（「肝」の失調による咳）に効果的です。

【半夏厚朴湯】の応用使用

この方剤を考えるときは、下記のことを意識すると理解しやすいかと思います。

① 「肝気」を巡らす

② 「水」をとり「気」も降ろす（特に喉から「気」をしっかり降ろす）

●腹部膨満感 [1]　　●呑気症 [2]　　●心臓神経症 [3]　　●めまい＋耳鳴り [4]　　●うつ [5]

古典で見る【半夏厚朴湯】

・婦人の咽中に焼いた肉の塊があるように感じる場合は半夏厚朴湯が適しています。

・婦人の胸が満たされ、心下が硬く感じ、咽中に何かが詰まっているように感じ、吐き出そうとしても出ず、飲み込もうとしても下がらないような症状に対する処方です。

引用・参考文献

1) 谷川聖明. 腹部膨満感. 治療. 106（2）, 2024, 222-30.

2) 及川哲郎. 呑気症に伴う腹部膨満感×半夏厚朴湯. 日本医事新報社. 5194, 2023, 14.

3) 坪井宏樹. 心臓神経症×半夏厚朴湯. 日本医事新報社. 5111, 2022, 14.

4) 猪健志. 耳鳴. MB ENTONI. 229, 2019, 9-15.

5) 岡孝和. 抑うつ・精神不安を伴う身体症状症×半夏厚朴湯. 日本医事新報社. 5116, 2022, 14.

7-Ⅲ 感冒が長引いてきたときに使う処方 〜咳〜
【柴朴湯】ツムラ96番

【小柴胡湯】＋【半夏厚朴湯】

【柴朴湯】の構成生薬

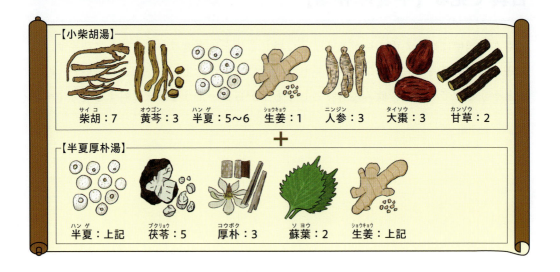

【小柴胡湯】

持てる体力、持てる免疫力を適切に調節して病因を駆逐するように治療します。

【半夏厚朴湯】

肝気を巡らせ、「気」や「水」の循環を促し、全身の痰飲を取り除きます。

特に上部の「気」や「水」を降ろし、胸中の異物感や閉塞感を取り除くのが【半夏厚朴湯】の特徴ですが、【小柴胡湯】と合わせると、より全身の痰飲を取り除く作用が強くなります。しかし使用されている疾患をみると、依然として上部の症状に対しても強い効果を持っています。使い分けは混乱しますが、前述したように筆者はステロイド様の効果がほしいかどうかで使い分けを考えています。

【柴朴湯】の応用使用

漢方薬はおおむね内服で作用を発揮しますが、【柴朴湯】に関しては吸入療法を行っている医師もいます。その医師によると、【柴朴湯】内服では気道局所濃度が低いため、気管支に、より効かせるように吸入療法を行っているとのことです[1]。

- 柴朴湯吸入療法[1]　　　● うつ病・パーソナリティ障害[2]　　　● 舌痛症[3]
- 咽喉頭異常感症[4]

古典で見る【柴朴湯】

- 急に耳鳴りがして頭が鬱々とすることが多いのは、主に鬱怒（怒りやストレス）が原因であると言われています。この場合、香蘇散を使用すると非常によく効くと『衆方規矩（さまざまな処方の基準)』に記されています。しかし、私は次のように考えます。これは単に鬱怒が原因ではなく、既に存在している病気が鬱怒によって偶然誘発されたものです。このような症状には、小柴胡湯と半夏厚朴湯を併用するのが良いと考えます。

- （私の経験によれば）百日咳には小柴胡湯、または小柴胡加石膏湯に半夏厚朴湯を併用するのが良い場合が多いです。本方（香蘇散）を必要とすることは比較的稀です。

引用・参考文献

1) 西澤芳男ほか. 柴朴湯吸入の抗アスピリン喘息効果. 耳鼻咽喉科展望. 44 (1), 2001, 5-13.
2) 森蘭子. うつ病・パーソナリティ障害. 小児科診療. 85 (1), 2022, 50-8.
3) 山村幸江. 舌痛症. MB ENTONI. 257, 2021, 74-8.
4) 山際幹和. 柴朴湯. JOHNS. 29 (12), 2013, 2047-51.

7-III
感冒が長引いてきたときに使う処方 〜咳〜 【柴朴湯】ツムラ96番

7-IV 感冒が長引いてきたときに使う処方 〜咳〜
【神秘湯】ツムラ85番

〔麻黄〕と〔柴胡〕が併存する神秘!!
慢性疾患に使う【三拗湯】

　「肺気」を巡らす代表的な【三拗湯】を慢性疾患に使うときの処方です。ツムラでも以下を適応としています。
- 気管支喘息や長引いている気管支炎に使用。
- 痰の少ない咳、喘鳴、呼吸困難などが処方の目安。
- 抑うつ気分など精神症状を伴うことがある。

【神秘湯】の構成生薬

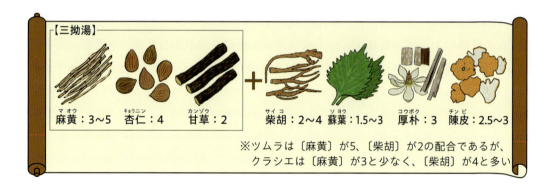

【神秘湯】の構成生薬がやっていること

　長引いているときに使う【三拗湯】という説明がすべてだと思います。【三拗湯】は肺気を強制力を持って巡らす処方です。しかし長引いているときは、「肝気」鬱滞により「気血水」の巡りがうまくいっていません。また痰飲もあるため、「気」を回収する〔杏仁〕だけでは湿の回収ができないのです。そのために入れるのが〔柴胡〕〔蘇葉〕〔厚朴〕〔陳皮〕なのです。

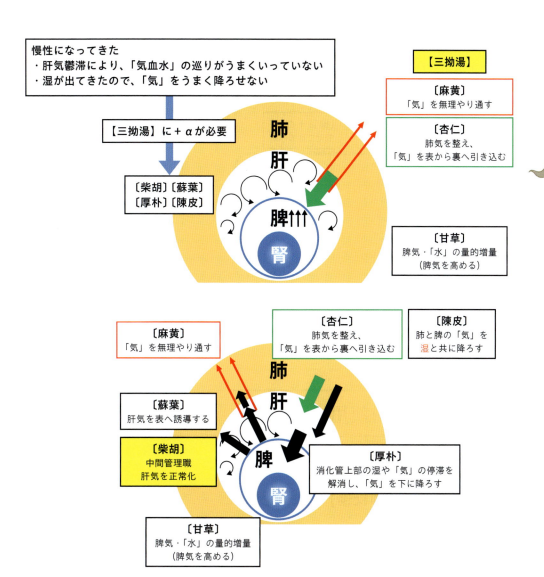

　〔甘草〕で増加した脾気が、「肝」の失調によりうまく巡っていません。これを最強の中間管理職である〔柴胡〕が「肝」の働きを正常化させ、〔蘇葉〕の助けも借りて表へ誘導します。このことにより【三拗湯】の〔麻黄〕が働けるようになります。しかし、【三拗湯】の回収系もこのままではうまくいきません。病期が長くなると体に湿が溜まるため、「気」を裏へ引き込むだけの〔杏仁〕だけではうまくいかないのです。そのため〔陳皮〕と〔厚朴〕を使います。

　ここで〔陳皮〕を使うのが漢方の細やかさだと思います。柑橘類はその皮と実でそれぞれ生薬として使われます。皮を使ったのが〔陳皮〕、実を使ったのが〔枳実〕ですが、〔陳皮〕は「肺」と「脾」の「気」と湿をともに降ろしますが、〔枳実〕は「気」のみを降ろします。ここで〔陳皮〕を使っているのは「肺」の湿をとりつつ「気」を降ろすからです。また〔厚朴〕も消化器上部の湿をとることで「気」が下に降りることのできる環境を整えます。

「肺気」を強制的に巡らす【三拗湯】に対して、〔陳皮〕と〔厚朴〕によって湿をとることによって、【三拗湯】の〔麻黄〕+〔杏仁〕が働けるようになるのです。だから、【神秘湯】は慢性疾患でも【三拗湯】を活躍させる神秘の処方なのです。

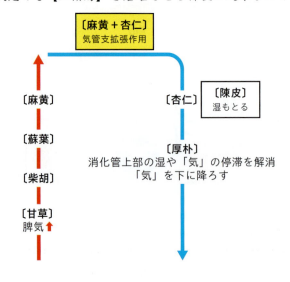

【神秘湯】の応用使用

●アレルギー性鼻炎[1]

★ メーカーによる【神秘湯】の応用使用

　構成生薬のところにも書きましたが、ツムラは〔麻黄〕が5、〔柴胡〕が2　クラシエが〔麻黄〕3、〔柴胡〕4です。

　筆者は、小児は〔麻黄〕に対して強いので、【神秘湯】を使うときはツムラを選択していますが、より慢性的な咳喘息のような病態では、肝気鬱滞も強くなるためクラシエのほうが適していると考えます。また〔麻黄〕の副作用が出やすい高齢の方に対してクラシエを選択する漢方医もいます。

古典で見る【神秘湯】

・長い間咳に悩まされ、発作が起きると激しい喘息のような症状が出て、座ることも横になることもできなくなります。喉の奥から大きな音がして、気を失うこともあります。このような症状を治療します。

引用・参考文献
1) 染村圭一．アレルギー性鼻炎に対する小青竜湯、神秘湯の併用療法の検討．医学と薬学．65 (3), 2011, 399-401.

7-V 感冒が長引いてきたときに使う処方 ～咳～
【柴陥湯】ツムラ73番
（サイカントウ）

【小柴胡湯】（ショウサイコトウ）＋【小胸陥湯】（ショウキョウカントウ）：痛みがポイント

【小胸陥湯】

　小結胸を治療する方剤として『傷寒論』で紹介されています。小結胸とは、心下（しんか）と呼ばれる西洋医学でいう「心窩部」に、熱と「水」が絡み合った状態のことです。漢方学では心下をすごく大事に考えています。役割としては「気」と「水」の関所のようなイメージです。

　表と裏の概念についてこれまでに述べましたが、表から裏へ移動するときに「気」や「水」は必ずこの心下を通ります。出入り口付近が混み合うのは日常でもよく見られる光景ですが、この心下でも混み合うことが多く、よく「気」や「水」は動けなくなります。

　【小胸陥湯】は邪との闘争の結果、裏に入られかけて、この心下が闘争の場となった小結胸の状態に使用します。邪との闘争のため心下が限局して痛みます。

【柴陥湯】の構成生薬

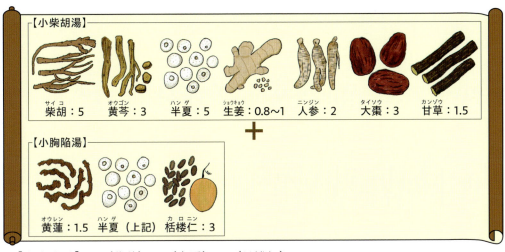

【小胸陥湯】＝〔黄蓮〕＋〔半夏〕＋〔栝楼仁〕

⬠〔栝楼仁〕

　熱を鎮め、排出しにくくなった痰を取り除きます。また心下の痛みを止める働きに優れています。化膿や化膿に伴う痛みに効果的な生薬です。

・〔黄連〕：心下の熱を取り除き、排泄します。
・〔半夏〕：心下の痰飲を取り除きます。

⬠【柴陥湯】＝【小柴胡湯】＋【小胸陥湯】

　【小柴胡湯】は風邪が長引いたときの代表的な処方ですが、それに【小胸陥湯】の化膿性の炎症と痛みを取り除く処方が加わっています。そのため、気管支炎は気管支炎でも胸痛や背部痛、粘性黄色痰など痛みと化膿がキーワードとなってきます。

7-Ⅵ 感冒が長引いてきたときに使う処方 ～咳～
【竹筎温胆湯】ツムラ 91 番

【小柴胡湯】＋【温胆湯】＋α

　【小柴胡湯】は、風邪が長引いたときに使う処方であり、持てる体力、持てる免疫力を適切に調節して病因を駆逐するように治療します。それに【温胆湯】を合わせた処方が【竹筎温胆湯】です。

　【温胆湯】は初めて出てくる処方であるため、まずこの処方について確認しようと思います。【温胆湯】は【二陳湯】という処方に〔竹筎〕と〔枳実〕を加えた処方です。

【二陳湯】ツムラ 81 番

　【二陳湯】の二陳とは、〔陳皮〕と〔半夏〕のことです。
- 〔陳皮〕：柚子湯のイメージを持つと良いです。
　　　　　体の中心付近の「気」を巡らし、「肺」「脾」の湿と「気」を降ろします。
- 〔半夏〕：動けなくなった「水」を動かし、本来の流れに戻します。

　この二陳（〔陳皮〕〔半夏〕）を中心とした方剤のため、「脾」から「肺」の「水」と「気」を巡らすための処方であることがわかります。〔甘草〕〔生姜〕で脾気を作り表出させ、それを〔茯苓〕の「水」の流れに合わせて巡らせます。そうして「水」「気」を巡らした後、〔陳皮〕〔半夏〕で余分な「水」と「気」を降ろします。補足ですが、〔半夏〕＋〔生姜〕の組み合わせは、吐き気止めとしてよく使われています。

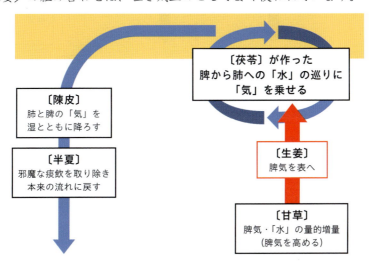

この【二陳湯】はどちらかというと「肺」から「脾」にかけての「水」を巡らす力が強く、吐き気や胃炎、胃もたれなどに使われます。

※【二陳湯】は単剤でも用います。筆者の感覚ではサポートとして使うことも多く、例えば痰がとても多い気管支炎に【麻杏甘石湯】と合わせて使用したりします。

【温胆湯】

　【二陳湯】に〔竹筎〕と〔枳実〕を加えたのが【温胆湯】です。
　・〔竹筎〕：「心」や「肺」の熱痰を解消します。
　・〔枳実〕：「脾胃」の「気」を下に降ろします。
　※同じ柑橘系の〔陳皮〕は「肺」と「脾」の「気」を湿とともに降ろします。
　〔枳実〕と〔陳皮〕は多少似たような効果を持ちます。〔枳実〕は「気」を降ろし、〔陳皮〕は「気」＋湿を降ろします。

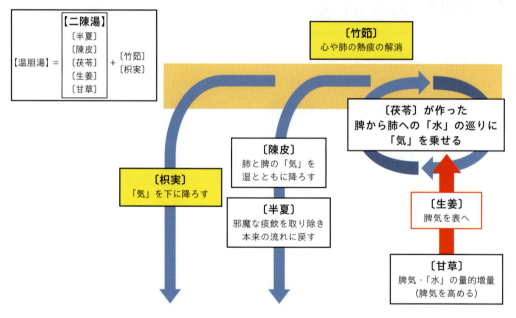

　【二陳湯】に〔竹筎〕が加わることで熱を帯びた痰をとり、さらに〔枳実〕で「気」を降ろしきります。

　【温胆湯】の適応は胸やけ、食欲不振などといった【二陳湯】のような適応のほかに、不眠、抑うつなど精神症状の治療への適応が強くなってきます。これは〔竹筎〕と〔枳実〕によるものです。〔竹筎〕は「肺」だけではなく「心」の熱痰を解消します。それにより、安心が得られるのです。また〔枳実〕により「気」をさらに下に降ろすことで頭にのぼった「気」を下げるのです。

　そして【竹筎温胆湯】は【小柴胡湯】＋【温胆湯】＋αです。

【竹筎温胆湯】の構成生薬

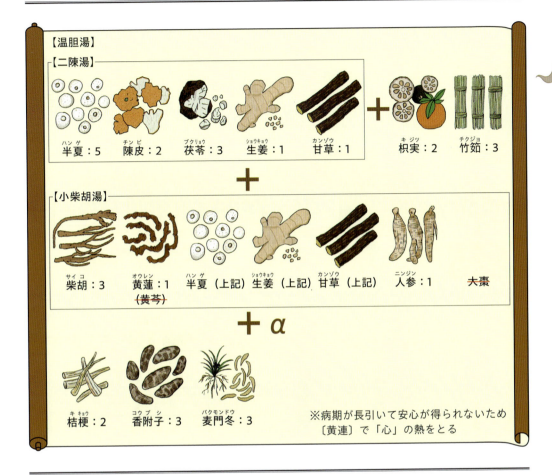

※病期が長引いて安心が得られないため〔黄連〕で「心」の熱をとる

【竹筎温胆湯】の構成生薬がやっていること

ツムラによると以下のような場合が適応になります。

・インフルエンザ、風邪、肺炎などの回復期に熱が長引いたり、あるいは平熱になっても神経が高ぶって気分がさっぱりせず、咳や痰が多くて安眠ができない状態。

【竹筎温胆湯】は【小柴胡湯】＋【温胆湯】です。つまり、【風邪が長引いているとき】＋【精神症状、熱痰】となります。そして精神症状と熱痰によって「肺」が乾燥してしまった状態を解消する生薬がさらに入っています（＋α）。

風邪が続いたことにより肝気鬱滞が進み、「心」も熱を帯びて安心が得られない状態です。そのため〔柴胡〕を〔香附子〕※1で助け、より肝気がのびのびできるように整えます。

また、「肺」の熱をとる〔黄芩〕※2の代わりに「心」の熱をとる〔黄連〕※3を加え、〔竹筎〕とともに安心をもたらします。〔竹筎〕には「肺」に対しても熱痰をとる作用があります。

　※1〔香附子〕：体全体におだやかに肝気を巡らします。
　※2〔黄芩〕：上焦（体の上部。横隔膜まで）の熱を清します。
　※3〔黄連〕：「心」の領域の清熱作用です。
　「肺」の領域では〔桔梗〕と〔麦門冬〕で〔竹筎〕の熱痰をとる能力を強化します。このことにより回復期の咳痰への対応を強めています。

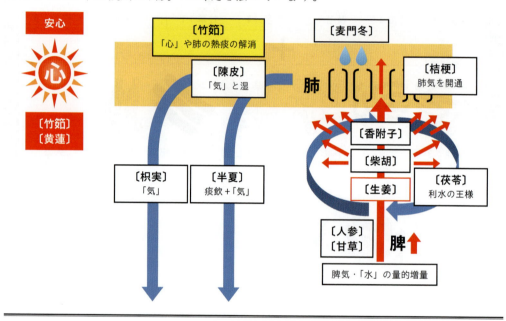

古典で見る【竹筎温胆湯】

・傷寒に患って日数はかなり経過していますが熱がまだ下がらなく、うなされ、不安があり、意識がハッキリせず、悶え、痰が多く眠れないものを治します。

8-I 感冒が長引いてきたときに使う処方 〜もう一歩のときに使う方剤〜
【補中益気湯】(【医王湯】)ツムラ 41 番

頑張って疲れ果てた兵士を回復する方剤

　【補中益気湯】は参耆剤と呼ばれる方剤の代表的なものです。参耆剤とは〔人参〕と〔黄耆〕が含まれるものです。

- 〔人参〕：補気の王様：「気」を育みます。
- 〔黄耆〕：虚証の麻黄：「気」を育み、巡らせます。
　　　　　名称のように扇（おうぎ）のイメージがあります。

　したがって、この２つを組み合わせることで文字通り「気」を育み、全身へ漏れなく散布する効果があります

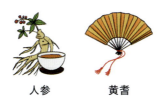

人参　　黄耆

【補中益気湯】はランナーズハイの状態の疲れに効く

　頑張って疲れ果てた兵士を回復させるために作られたのがこの方剤です。つまり今で言うと、一生懸命何かに向かって頑張るうちにランナーズハイ状態になり、疲れが溜まってしまったときに使うものです。

- 【補中益気湯】を飲むだけで疲れがとれるわけではありません。
- 【補中益気湯】を飲んでぐっすり休むことで疲れがとれます。

　そう考えると、この方剤の大きな特徴が見えます。また、邪との戦いが長引いた後に使う理由も見えてくるかと思います。

157

【補中益気湯】の構成生薬

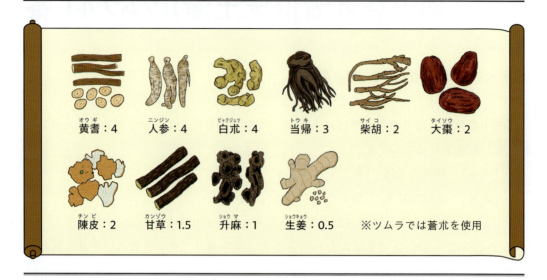

【補中益気湯】の構成生薬がやっていること

「気」の補充と散布をしています。

〔白朮〕で脾にある湿をとり、「気」を生み出す環境を整えます。そのうえで〔人参〕で「気」を作り、〔大棗〕で主に「水」を作り、それぞれ〔生姜〕で表へ運びます。ランナーズハイ後はストレス状態なので、「肝」は失調します。そのため〔柴胡〕で自律神経系を整え、〔黄耆〕で全身に「気」を散布します。

〔升麻〕は「気」を脾から持ち上げて肺の隅々まで行き渡らせます。この〔升麻〕を入れることにより、方剤は上向きに作用します。その「気」を「水」とともに優しく降ろすのが〔陳皮〕です。〔陳皮〕が「気」と「水」の回収系を行うことで、「気」と「水」が全身へ過不足なく行き渡ります。「気」がうまく回っていない状態が続くと必ず「血」の巡りも悪くなります。それを見越して〔当帰〕を入れておくのです。

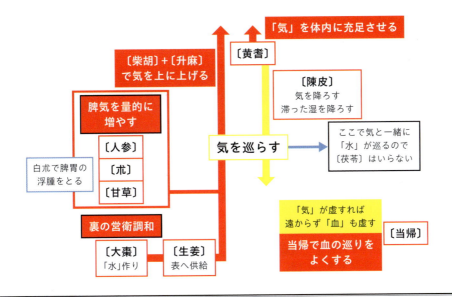

【補中益気湯】の応用使用

　知らず知らずのうちに疲れが溜まっている状態をイメージするとわかりやすいかと思います。また、この方剤には〔升麻〕などの上方へ作用するものが多く含まれています。そのため、「気」が下がって起こる立ちくらみに使用したり、内臓下垂など下に落ちているものを上に上げる能力があります。

- 食欲不振[1]
- フレイル[2]
- 肺炎球菌重症化予防[3]
- うつ病[4]
- 脱肛[5]
- 慢性腎炎[6]

⭐ メーカーによる【補中益気湯】の応用使用

　本方では〔白朮〕を使用しており、多くのメーカーは〔白朮〕を使用しています。しかし、いつも通りツムラは〔蒼朮〕を使用しています。お腹が弱い人は〔白朮〕のほうを使用すると考えるとよいかと思います。小児科では起立性調節障害によく使われるため、お腹が弱い子でなければ〔蒼朮〕が入ったツムラのほうが効くかもしれません。

古典で見る【補中益気湯】

・【補中益気湯】は李東垣（りとうえん）が書いた『内外傷弁惑論（ないがいしょうべんわくろん）』に記載されている処方です。
　その内容を要約すると、李東垣が【補中益気湯】を作ったのには2つの契機があると言われています。ひとつは蒙古軍と戦った兵隊が、心身の疲労によって消化器系が

障害を受けて病死したことです。もうひとつは彼自身、身体が弱く、よく消化器症状を起こしていたことです。このことから李東垣はあらためて人が飲食物に含まれているエネルギーによって生きており、消化器系の働きが人の活動の基本であることを認識しました。そのため【補中益気湯】は中、つまり中焦にある脾胃を補うことによって、気力と体力を充実させ体調を整えることを目的としています。

引用・参考文献
1) 谷川聖明. 食欲不振. 治療. 105 (11), 2023, 1428-37.
2) 武田宏司. 補剤の作用メカニズム：補中益気湯における抗フレイル作用を中心に. PROGRESS IN MEDICINE. 43 (6), 2023, 491-8.
3) 志賀達也. 肺炎球菌の鼻腔感染の重症化に対する補中益気湯の効果. 日本耳鼻咽喉科頭頸部外科学会会報. 126 (4), 2023, 617.
4) 森蘭子. うつ病・パーソナリティ障害. 小児科診療. 85 (1), 2022, 50-8.
5) 藤井泰志. 肛門疾患. 小児科診療. 85 (1), 2022, 93-6.
6) 高村光幸. 腎・泌尿器疾患. 小児科診療. 85 (1), 2022, 103-6.

コラム⑳　ランナーズハイ

　ランナーズハイは内因性カンナビノイドが原因で起きることが知られています。内因性カンナビノイドを一言で言うと内因性麻薬です。これが作られることでいわゆるハイの状態となり、それまで感じていた疲労感がなくなり、痛みが高揚感に変わり、気持ちよくなっていきます。

　筆者は「疲れた兵隊に使う方剤」からランナーズハイを連想しましたが、過去の戦場でも兵士たちは戦闘中にハイの状態を経験していたのではないかと思います。そうでなければ負傷による痛みを感じながら戦闘を続けることはできなかったでしょう。また、アヘンが負傷兵の鎮痛剤として使用されたのも、意図的にハイな状態を作り出すためだったと考えられます。

　このランナーズハイは運動だけで起こるものではありません。"ワーカーズハイ"や"ゾーン"と言われる状態です。しかし注意しなければいけないことは、体を酷使している状態であるということです。

　『運動脳』の著者アンデシュ・ハンセン[1]が著書内でランナーズハイについて体からのメッセージであると述べています。

　"エネルギーの備蓄はもうすぐ空になるぞ。だから、あきらめずに走りつづけろ。もっと食料を手に入れるんだ！"

　ランナーズハイは人体が痩せ細らないようにするための生存本能です。逆に言うと、ランナーズハイの状態は"「気」が底をつきそう"だということです。無理をしている状態です。この状態にはとにかく「気」を作り、全身にくまなく届けることが必要なのです。そう考えるとランナーズハイに【補中益気湯】はしっくりきませんか？

〈引用・参考文献〉
1) アンデシュ・ハンセン. 運動脳. 御舩由美子訳. 東京, サンマーク出版, 2022, 366p.

コラム㉑ 【補中益気湯】の不眠や精神不安に対する効能、効果の正体〜幸せホルモン「オキシトシン」〜

　オキシトシンは脳視床下部から分泌されるホルモンです。幸せホルモンとも呼ばれるオキシトシンには、不安や心配などを緩和させてくれる働きがあります。オキシトシンの分泌により副交感神経優位となるため、心身ともにリラックスの状態になります。

　後述する【加味帰脾湯】には、脳内においてオキシトシンの分泌を促進する作用があるという研究が出ており、それにより不眠や精神不安に対する効能、効果があるとされています。【加味帰脾湯】をラットに投与したところ、オキシトシンの分泌が促進され、ストレス状態からの回復に効果があったそうです。そしてオキシトシンの分泌効果があったのは〔大棗〕〔生姜〕〔当帰〕の3種類が入っているためということもわかっています。

　【補中益気湯】にも〔大棗〕〔生姜〕〔当帰〕が入っているため、同様にストレス状態からの回復に寄与することがわかるかと思います。

〈引用・参考文献〉
1) 下村健寿. 第3回 幸せホルモン、オキシトシンの分泌を促す加味帰脾湯の可能性. 漢方スクエア. 19 (20), 2022, 769-74.

8-I

感冒が長引いてきたときに使う処方 〜もう一歩のときに使う方剤〜 【補中益気湯】（【医王湯】）ツムラ41番

8-II 感冒が長引いてきたときに使う処方 ～もう一歩のときに使う方剤～
【四君子湯】ツムラ75番

感染後の食欲低下に

　【四君子湯】は、【人参湯】の項目に出てきました。【四君子湯】と【人参湯】は構成生薬だけを見ると非常に似ています。【四君子湯】の四君子とは〔人参〕〔茯苓〕〔白朮〕〔甘草〕です。この四君子に〔生姜〕と〔大棗〕を加えたものが【四君子湯】です。

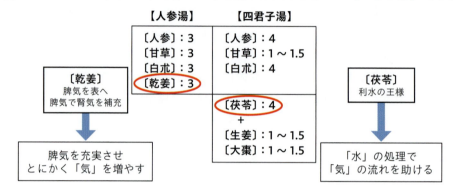

　コラム⑭（p108）で【人参湯】と【四君子湯】の比較をしました。詳しくはコラムを確認していただければと思いますが、【人参湯】はとにかく「脾」の環境を整え「気」を増やします。【四君子湯】は「気」の生成や供給を補う臓の機能を高めるほか、「気」が動かすべき「水」を動かしたりして「気」を助けます。食欲不振であったり、消化機能が落ちているときに使用します。

【四君子湯】の構成生薬

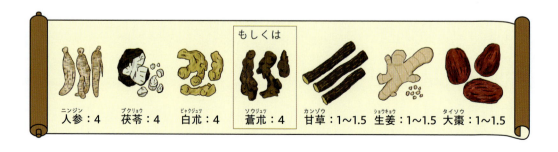

※本方は〔白朮〕を使用しており、多くのメーカーは〔白朮〕を使用しています。対してツムラは〔蒼朮〕を使用しています。〔蒼朮〕を使用するツムラのほうが全身の「水」をとる作用が強く、〔白朮〕を使用する他のメーカーのほうが「脾」を助ける作用が強くなっています。

【四君子湯】の構成生薬がやっていること

「気」が足りず、「水」も停滞してしまっている状況において
四君子：〔人参〕＋〔茯苓〕＋〔朮〕＋〔甘草〕により、以下を行います。
　　　①「気」の産生を手伝う
　　　　　・「脾」の「水」をとり、「気」の産生環境を整える
　　　②全身へ「気」が巡りやすいように利水する

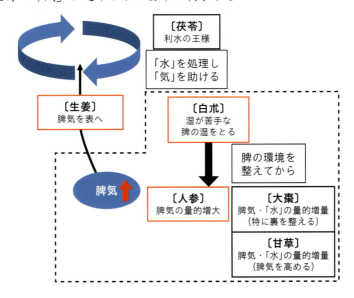

　四君子が作り出した流れに、さらに〔生姜〕と〔大棗〕を効かせます。何度も出てきた〔生姜〕と〔大棗〕のペアは裏の需要供給系バランスを整え、脾気を表出させます。また、〔生姜〕には吐き気止めの作用、〔大棗〕には精神安定作用があります。特に五行で「脾」機能が未熟なこどもにおいて、感染後の食欲が戻らないときなどに使用します。

☆ 食欲を出す生薬　～〔生姜〕と〔大棗〕～

どちらも食欲を出す食材です。
　〔生姜〕は辛い薬であり、その刺激性で食欲を出します。〔大棗〕は甘く、その甘味で食欲を出します。しかし甘すぎると胃にもたれます。

〔生姜〕の発散性で甘味を抑えて胃もたれを防ぎ、〔大棗〕の甘味で生姜の刺激性を抑えます。これにより食欲が亢進します。つまり両者は互いを補いつつ支え合う関係にあるというわけです。

古典で見る【四君子湯】

・四君子湯は、栄気と衛気が虚弱で内臓が弱く、心腹が膨れて満たされ、まったく食欲がなく、腸が鳴って下痢をし、嘔吐やしゃっくりがある場合に非常に適しています。これを服用すると、脾胃が温和にされ、食欲が増進します。また、寒邪や悪い気を防ぐ効果もあります。日常的に服用することで、体を健やかに保ち、さまざまな不調から守ることができます。

8-Ⅲ 感冒が長引いてきたときに使う処方 ～もう一歩のときに使う方剤～
【六君子湯】ツムラ43番

胃腸炎：漢方の胃薬

　【六君子湯】は、【四君子湯】に二陳（〔陳皮〕と〔半夏〕）を加えたものです。こどもでは逆流性食道炎でよく使われます。実際に【六君子湯】は【四君子湯】よりも吐き気や嘔吐が目立つ、いわゆる逆流しやすい状態に用います。【四君子湯】に〔半夏〕という「水」の流れを正常に戻すものと、〔陳皮〕という「気」と「湿」を下に降ろすものが入っており、【四君子湯】と比べて下向きの作用が強くなります。

【六君子湯】

　食欲の低下、胃もたれ、軟便といった胃腸虚弱の症状に加えて、吐き気や嘔吐が目立つ場合に使用します。暴飲暴食や精神的ストレスなどによって脾胃の力が低下すると、飲食物を代謝する働きが弱まり、病的産物である水湿や痰飲が生じやすくなります。これらが蓄積してくると脾胃の機能がより低下してしまう負の循環に陥ってしまいます。この状態を改善するのが【六君子湯】です。

【六君子湯】の構成生薬

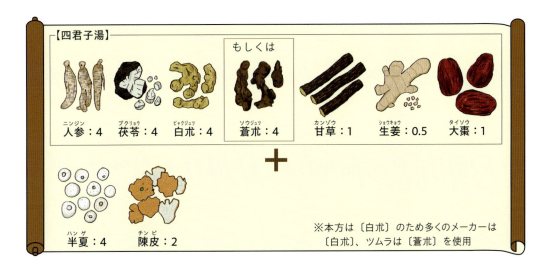

【六君子湯】の構成生薬がやっていること

　【六君子湯】は【四君子湯】に二陳を加えた処方です。二陳は〔半夏〕と〔陳皮〕のことであり、【六君子湯】の六君子は、四君子；〔人参〕〔茯苓〕〔朮〕〔甘草〕にこの二陳；〔半夏〕〔陳皮〕を加えたものです。これにより【六君子湯】は、【四君子湯】の全身の利水ならびに「気」を充足させる効果に加えて、下向きの作用が強化されています。

　〔半夏〕は「水」の流れを正常に戻し、〔陳皮〕は「気」と「湿」を下に降ろす効果があります。これにより、【六君子湯】は主に胃から脾への流れを改善します。胃が開かず、物が降りていかない状態や、胃内停水による痰が出る状態に対して、〔半夏〕と〔陳皮〕が胸中や胃の停滞を解消します。これによって逆流性食道炎やみぞおちのつかえ、疲れやすい状態に効果があるのです。

　このように【六君子湯】は、全身の利水並びに「気」を充足させるだけでなく、特に胃腸の流れを下向きに整える作用を強調しています。

古典で見る【六君子湯】

・内臓が虚弱で、心腹が膨れて満たされ、嘔吐やしゃっくりがあり、食欲がなく、腸が鳴って下痢をする場合に効果があります。

・六君子湯は、脾胃が虚弱で食欲がなく、長い間瘧（おこり：古代中国のマラリア）や下痢に悩まされている場合に適しています。内が熱く感じたり、食べ物がうまく消化できずに酸っぱく感じる場合は、虚火が原因であるため、焼いた生姜を加えると非常に効果が速く現れます。この六君子湯は、前述の四君子湯に半夏と陳皮を加えたものです。

コラム㉒ 使い分け

【人参湯】と【六君子湯】の違い

●気虚からの発展の方向の違い
・【人参湯】は気虚による冷え
・【六君子湯】は気虚→痰湿に発展した場合
つまり、この使い分けのポイントは冷えになります。

【六君子湯】と【補中益気湯】の違い

●気虚の程度の違い
・【六君子湯】は脾胃、特に胃の気虚
・【補中益気湯】は気虚の程度がより強く、全身性の気虚
●作用する臓腑と方向性の違い
・【六君子湯】は主に胃に作用する
　消化の流れと同様に胃から「脾」へ「気」を降ろす方向です。つまり下向きです。そのため逆流性食道炎や食欲増進作用があります。
・【補中益気湯】は主に「脾」に作用する
　この方剤は「脾」で「気」をつくり、「肺」まで持ち上げ散布します。そのため【補中益気湯】の作用は上向きです。この上向きの効果は主に〔柴胡〕と〔升麻〕によってもたらされます。上向きの方向に作用するため、臓器下垂などに使われます。
　このことにより、脾虚でのこどもの起立性調節障害には【補中益気湯】が選ばれます。立ちくらみなど、頭に「気」がいっていない状態には、上方向に作用する【補中益気湯】が適当なのです。

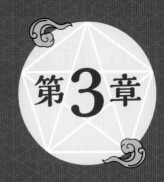

第3章

実際の漢方：
精神疾患

1 重要性が増す精神領域の漢方
　〜乳幼児でよく使う処方〜
Ⅰ【小建中湯】ツムラ99番
Ⅱ【甘麦大棗湯】ツムラ72番
Ⅲ【抑肝散】ツムラ54番

2 重要性が増す精神領域の漢方
　〜柴胡剤〜
Ⅰ【抑肝散加陳皮半夏】ツムラ83番
Ⅱ【抑肝散】系統と『傷寒論』系統
Ⅲ【四逆散】ツムラ35番
Ⅳ【大柴胡湯】ツムラ8番
Ⅴ【柴胡桂枝乾姜湯】ツムラ11番
Ⅵ【加味逍遙散】ツムラ24番
Ⅶ【柴胡加竜骨牡蛎湯】ツムラ12番

3 重要性が増す精神領域の漢方
　〜安心を得るための処方〜
Ⅰ【桂枝加竜骨牡蛎湯】ツムラ26番
Ⅱ【酸棗仁湯】ツムラ103番
Ⅲ【加味帰脾湯】ツムラ137番

4 重要性が増す精神領域の漢方
　〜水の鬱滞が強いときの
　　処方〜
Ⅰ【苓桂朮甘湯】ツムラ39番
Ⅱ【連珠飲】（【四物湯】を中心に）
Ⅲ【当帰芍薬散】ツムラ23番
Ⅳ【半夏白朮天麻湯】ツムラ37番

5 重要性が増す精神領域の漢方
　〜何を投与したらよいか
　　わからないときの方剤〜
Ⅰ【十全大補湯】ツムラ48番
Ⅱ【人参養栄湯】ツムラ108番

1-0 重要性が増す精神領域の漢方

こどもで漢方を使う

　赤ちゃんの夜泣きや思春期の起立性調節障害、うつ病など、こどもで漢方を使う場面が増えてきています。漢方は前述したように巡りの医療であるため、こうした一見とっつきにくい症例に対して時に有用となります。

　多くの漢方書には、「〇〇にはこの処方」のように書いてあることが多いと思います。一見やりやすい方法ですが、方剤を知らないで使うと、その方剤が効かなかったときの次の一手に向かえないのが欠点です。

　本書では「何をしたいのか？」を明確にすることで次の一手に結びつく処方を考えられるようにしたいと思います。

精神領域でターゲットとする臓

　これまでに、臓と五行の話をしました。そして、こどもの五行は「肝」と「心」が旺盛であることも述べました。このような背景から、特に赤ちゃんの夜泣きなどは、「肝」や「心」がターゲットとなることが多いです。

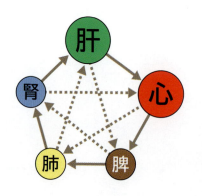

　しかし、思春期になってくると、どんどん五行はきれいな形になっていきます。そうなったときに、形が整うことへの適応が求められ、身体不調となることがあります。

思春期では本来、最も腎気が満たされ、その働きが活発な時期であると言われています。「腎」には生殖器も属するため、思春期に活発になるのは納得がいくかと思います。思春期に食欲が増すのもこのためです。成長期とも言いますが、この「腎」の働きを支えるように「脾」の働きも活発になります。

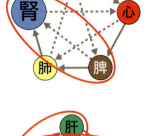

　そうした、「腎」が旺盛さにうまく対応できない時期がいわゆる反抗期です。「肝」は高ぶりイライラが止まりません。また自分の未来に対して悲観しやすい、安心が得にくい時期となります。

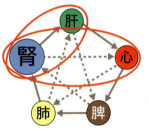

　こうして思春期を乗り越え、最終的にはきれいな五角形に近づいていきます。しかし、この適応を誰もがうまくできるとは限りません。人によっては、「腎」が旺盛さについていけず、「肝」の失調がひどく出てしまうことがあります。「肝」は自律神経系の一面を持つため、自律神経が乱れ、起立性調節障害につながります。そこにさらに「心」での不安が加わると、余計に病状はひどくなります。また「安心」が得られなく、「脾」が失調し、食が細くなってしまうことがあります。その結果、旺盛な「腎」を支えきれなくなり正常な発育を阻害するケースへと進展します。

　また、そもそも食が細い子（「脾」が弱い子）がいます。そうした子は、最初から思春期の旺盛な「腎」を支えられず、早々に「気」が足りなくなります。成長期に対して必要なエネルギーや栄養素が不足している状態です。エネルギー不足なので、症状としては元気がない、やる気がない、朝起きれない、めまい、ふらつきなど起立性調節障害に似た症状を起こします。「脾」がうまくいっていないので「肺」も失調し、風邪をひきやすくなり、「腎気」が補充されないので代謝が低く、基礎体温も低めの状態です。このように乳幼児の精神症状では「肝」や「心」がターゲットとなり、思春期では旺盛な「腎」を背景に「肝」や「心」、そして「脾」をターゲットとします。

　さらに注意しなければいけないことは、食欲が低下している思春期の子では単純に漢方薬で「脾気」を補うだけではダメなことがあることです。全身のエネルギーとなる「脾気」は、もちろん飲食物から作られています。つまり、食べていない状態で一生懸命「脾気」を高めても、そもそもの材料がなければうまくいかないのです。その際は栄養剤を入れるなど、しっかり材料を補充する必要があります。

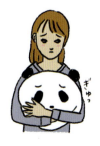

1-0 重要性が増す精神領域の漢方

171

精神疾患を見る際に大事な身体所見

　漢方は巡りの医療です。精神的に障害が出ているときは必ず「気」「血」「水」のいずれかの巡りが悪くなっています。つまり、「どの臓をターゲットとするか？」と同じくらい「気血水のどれの巡りが悪いのか？」が重要になってきます。それを漢方では身体所見から考察することができます。

　身体所見をみるとき、漢方では「脈診」をとります。「脈診」は両手の橈骨動脈を3本指で抑え、それぞれの指で得られた情報をもとに臓の状態、「気血水」の巡りの状態などを判断します。しかし漢方での「脈診」は脈の微妙な変化を察知する技術が必要であり、「脈診10年」という言葉があるように習得がとても難しいものです。筆者の技術では情報をとるのにかなりの時間を要し、かつあまり多くの情報量が得られないため、実際の診療で「脈診」は積極的には行っていません。

　比較的簡単にとれる所見として「舌診」と「腹診」があります。

舌診（ぜっしん）

　専門書にはさまざまなことが書かれていますが、本書では比較的速やかに状態を把握できるようになることを目的に、いくつかの押さえておくべきポイントをお話ししたいと思います。

　まずは正常な舌を覚えておきましょう。とはいっても、なんとなくきれいな舌が正常と覚えておけばよいです。

淡紅色
やや湿潤
薄い白苔（はくたい）

⭐ ①最初に舌の形を見る

（1）いびつな形をしていたら、その時点で「あまり元気じゃないな（虚証）」と判断します。

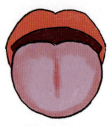

腫れぼったい　　痩せて小さい

(2) 次に、下記について判断します。
- 舌の横に歯形があれば水が鬱滞している状態（水滞）
- 舌が小さく痩せているのは陰が少ない（陰虚）

歯形があるということは、浮腫の状態（「水」が多い）であるということが理解できます。舌が小さいのは、そこに「水」や「血」が少ない（陰が少ない）こともすぐに理解できるかと思います。

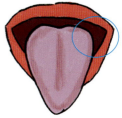

口角との間に隙間がある

歯形「水滞」　舌萎縮「陰虚」

②次に舌の表面を見る

(1) 舌に溝ができている、もしくは白苔（はくたい）などで模様ができている状態は「気」が少ない（気虚）と判断します。

西洋医学でも地図状舌（ちずじょうぜつ）は免疫力が低下しているときの重要な所見の一つとして知られています。そのイメージから、漢方で気虚と考えるのもわかりやすいのではないでしょうか。

(2) 舌に点状の出血があれば、「血」が巡っていないと判断します。

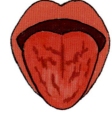 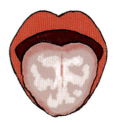

舌の裂紋「気虚」　舌の地図状白苔「脾気虚」

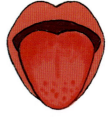

瘀血

(3) 鏡のような舌（鏡面舌〈きょうめんぜつ〉）であれば、「血」が少ない状態と考えます。水面の反射を思い浮かべてみてください。「血」がなく、「水」で溢れている舌なのでテカテカするわけです。

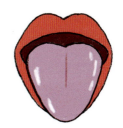

鏡のようにテカテカした舌「血虚（けっきょ）」

⬟ ③最後に舌の裏側を見て、血管怒張を判断する

血管怒張が強ければ、「血」の巡りが悪いと判断します。

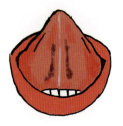
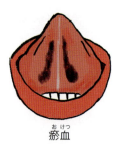
瘀血(おけつ)

腹診（ふくしん）

自分なりに、お腹を触る順番を決めておけばよいと思います。筆者は以下の順番で見ています。

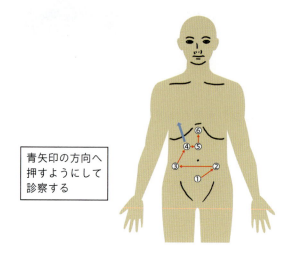

青矢印の方向へ押すようにして診察する

⬟ ①下腹部正中を触る

あまりに柔らかくて、なんの抵抗もなく指が奥にいく状態は、小腹不仁（しょうふくふじん）と言います。これは腎虚を示す所見で、「腎」が弱っている（生命力が弱い）状態です。

対して、ここが固くて、腹直筋がピンと張っていることを腹直筋攣急（ふくちょくきんれんきゅう）と言います。腹直筋が過度な緊張状態にあることを示します。

筋肉が硬直していることから【芍薬甘草湯】が思い浮かぶと思いますが、まさに使いどきです。【桂枝加芍薬湯】や【小建中湯】なども適応となります。

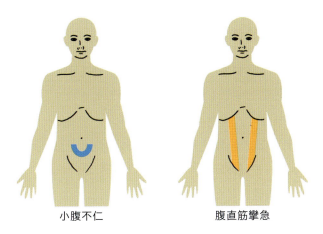

小腹不仁　　　　腹直筋攣急

　特に、腹診するとこどもは笑い転げてしまうときがあります。この状態も腹直筋攣急と判断し、【小建中湯】がよく効くことが知られています。そのほか、こどもでは特に緊張やストレスが強いときは腹直筋攣急がよくみられます。そのため後述する【抑肝散(ヨクカンサン)】などの柴胡剤も適応となります。

②③下腹部両側を触る

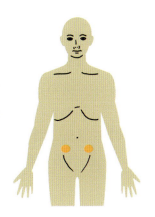

　このあたりを痛がるときは「血」の巡りが良くないと判断します。腸が虚血に弱い臓器であることはご存知の通りです。そのため、お腹を押したときに痛がる場合は瘀血（おけつ）があると考えます。

④肝臓を目掛けて腹部を押す

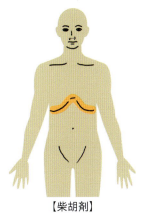

　ここを押したときに痛がる場合は「肝」が失調していると考えます。場所からもイメージがつきやすいでしょう。こうしたときは「肝」の失調を改善する【柴胡剤】の適応と考えます。

【柴胡剤】
肝の失調

1-0 重要性が増す精神領域の漢方

⑤臍の上で動悸が触れるかどうかを確認する

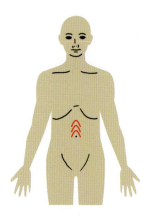

　ここに手を置いただけで拍動を感じるときは「気」がものすごい勢いで上がっていることを示します。このようなときはストレスが強い状態と捉えます。夜間の中途覚醒が多く、眼瞼チックなどもよく見られるときの腹診です[1]。【桂枝加竜骨牡蛎湯】【柴胡加竜骨牡蛎湯】や【抑肝散】などの処方を考えます。【苓桂朮甘湯】などもこの適応となります。

⑥心窩部は「気」や「水」の関所

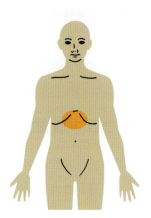

　ここが固く触れるということは、ここで「気」や「水」の巡りがうまくいっていないということです。【四逆散】を使う証です。

　もし痛みもあれば、そこに熱があるということです。【大柴胡湯】や【半夏瀉心湯】などを考えます。

　またこの部分にぽちゃぽちゃするような感じがあれば、胃腸機能低下による余分な「水」の存在を示唆しています。【六君子湯】や【五苓散】などの「脾」機能を高める方剤や「水」の流れをよくする方剤を使います。

引用・参考文献
1) 千福貞博. 実践! 漢方診察：脈診・舌診・腹診 基本マスター. 東京, 新興医学出版社, 2018, 41-62.

1-I 重要性が増す精神領域の漢方 〜乳幼児でよく使う処方〜
【小建中湯】ツムラ99番
（ショウケンチュウトウ）

よくわからないこどもの疾患には【小建中湯】
【小建中湯】＝〔膠飴〕＋【桂枝加芍薬湯】
（コウイ）（ケイシカシャクヤクトウ）

　〔膠飴〕はオリゴ糖です。腸内細菌の栄養となり、腸内細菌叢を整えてくれます。つまり、【桂枝加芍薬湯】に「脾」を助け整える〔膠飴〕を入れたとも言えます。「脾」を助けることによって体の元気を取り戻し、体全体のバランスを整えるのです。

　漢方で「中」とはお腹を意味するので、【小建中湯】はまさにお腹（中）を建て直す方剤なのです。

「脾」だけでなく「肝」も助ける【小建中湯】

　ただ単に【桂枝湯】に〔膠飴〕を入れるのではなく、わざわざ〔芍薬〕を2倍にして入れたことにも意味があります。五行の位置関係を見ても「脾」と「肝」は向かい合う関係（相剋の関係）にあります。

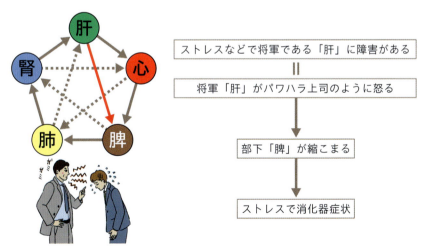

　「肝」が失調すると「脾」も失調します。〔芍薬〕を増やすことで、静脈環流量を増加させ、「肝」の陰液を増やします。これにより、「肝」の「気」が過剰にならないようにし、「かんの虫」の状態を改善します。さらに、自律神経系を安定させることで、精神安定作用ももたらされます。

⬟ 〔膠飴〕がもたらす安定

　精神安定には〔膠飴〕も影響しています。〔膠飴〕はオリゴ糖であり、低GI食品として知られています。つまり血糖値の急激な変化を起こしづらく、機能性低血糖のような症状も起こしにくくなります。機能性低血糖症については【甘麦大棗湯】で後述します。

【小建中湯】の構成生薬

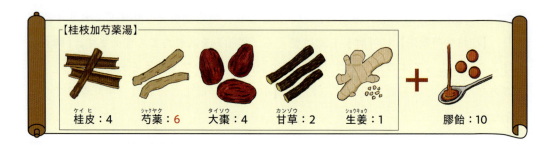

⬟ 【桂枝加芍薬湯】

　【桂枝湯】の働きによって体が邪を退けるのを助け、需要と供給を整えます。【芍薬甘草湯】の働きによって筋肉のけいれんを抑え腹痛を和らげます。

　西洋医学ではストレス時は交感神経優位となり、正常な腸蠕動運動が起こらなくなります。蠕動運動は大腸を取り巻く平滑筋によるものなので、【芍薬甘草湯】がこの痛みに効きます。

　〔芍薬〕の筋肉弛緩効果は腸血流にもかかわります。交感神経優位な状態では虚血に弱い腸の血流も悪くなります。〔芍薬〕は筋肉を弛緩させることにより静脈血流量を増やし、静脈環流量を増やします。最終的には体全体の血液循環量を増やし、腸血流量も増やします。その結果、脾（お腹）も元気になります。

⬟ 〔膠飴〕

　膠飴はオリゴ糖です。腸内細菌の栄養となり、腸内細菌叢を整えます。

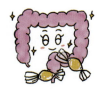

こどもで困ったときの【小建中湯】

　こどもで困ったときは【小建中湯】が有効であることはよく言われています。それは

五行を見るとより納得できるでしょう。

【小建中湯】は「脾」を強力に助け、相剋の臓器である「肝」を鎮める構成となっています。

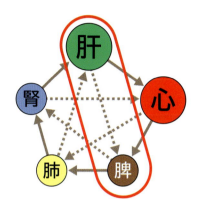

「肝」と「心」の働きが活発

「肝」：「かんの虫」が騒ぎやすい
「心」：「安心」が得にくい

なのに…

「腎」「肺」「脾」の働きは不足

「腎」：おねしょをする
「肺」：よく風邪をひく
「脾」：よくお腹をこわす

筆者は【小建中湯】の役割について別の捉え方もしています。それは「良い腸内細菌叢への入れ替え」です。〔膠飴〕（オリゴ糖）が腸内細菌叢への栄養となり、〔桂皮〕〔生姜〕でお腹を温め、腸内細菌叢が増殖しやすい環境を整え、〔芍薬〕〔大棗〕〔甘草〕で腸管の血流を増やします。その結果、善玉菌が増え、腸内細菌叢が整います。

⬟ 腸内細菌叢と性格に関する知識

2012年、マクマスター大学（カナダ）のプレミンシル・ベルチック博士がマウスの腸内細菌を入れ替えるとマウスの性格が変わるという衝撃的な報告をしました[1]。また、2011年に米国科学アカデミー紀要に掲載されたスウェーデンとシンガポールの共同研究では、成長初期におとなしいマウスから腸内細菌を移植されたマウスは、おとなしい性格に変化することも報告されています。ただ、大人になったマウスに腸内細菌を移植しても性格に変化は起こらなかったとのことです[2]。

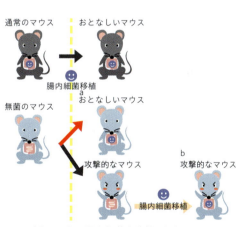

a こどものときに腸内細菌を移植されたマウスはおとなしい性格に変化
b 成長後に腸内細菌を移植されたマウスは性格は変わらない

（文献1〜3より著者作成）

この研究チームは、成長過程において脳の発達や性格形成に腸内細菌が大きな影響を与えているとしました。

【小建中湯】がしていることはまさにこれなのだと筆者は考えています。特に小児期で「困ったときの小建中湯」はこのためなのです。

1-I 重要性が増す精神領域の漢方 〜乳幼児でよく使う処方〜 【小建中湯】ツムラ99番

179

小児期において腸内細菌叢とアレルギーの関係も示唆されています[4]。そのほか、現在では肥満、糖尿病、過敏性腸炎、尿路感染症、自閉症、ADHD、てんかんなど幅広い小児疾患と腸内細菌の関係が知られています[5]。

これらから、即効性はなくとも困ったときに使う方剤として【小建中湯】は候補に上がってくるのではないでしょうか？

【小建中湯】の応用使用

下痢や便秘、腹痛などの胃腸症状のほかに以下の使い方があります。

- ADHD[6]
- 鼻出血[7]
- 腹痛を伴ううつ[8]
- IgA腎症などの慢性腎炎[9]
- 夜尿症[9]
- 心因性頻尿[10]
- 胃腸の弱い機能性月経困難症[11]
- めまい[12]
- 腹鳴恐怖症[13]
- アトピー性皮膚炎[14]

古典で見る【小建中湯】

- 傷寒（かぜ）で陽脈が濇（ざらざらしている）し、陰脈が弦（張りつめたように感じる）のとき、普通はお腹の中が急に痛くなるはずです。まず小建中湯が適しています。効果がない場合は小柴胡湯を使います。
- 傷寒の2〜3日目で心中がドキドキして煩わしい場合、小建中湯が適しています。
- 疲労で内臓に緊張感があり、動悸、鼻血、お腹の痛み、夢精、四肢の痛み、手足の煩熱、喉の渇き、口の乾燥がある場合は小建中湯が適しています。
- 婦人の腹痛は小建中湯が適しています。

引用・参考文献

1) Collins, SM. et al. The interplay between the intestinal microbiota and the brain. Nature Review. 10 (11), 2012, 735-42.
2) Diaz Heijtz, R. et al. Normal gut microbiota modulates brain development and behavior. Proc Natl Acad Sci U S A. 108 (7), 2011, 3047-52.
3) くにちか内科クリニック. 腸内フローラその4. https://kunichika-naika.com/information/hitori201605. （2024年7月閲覧）
4) 下条直樹. 小児の腸内細菌叢とアレルギー. 腸内細菌学雑誌. 37 (4), 2023, 187-98.
5) 金子一成. 腸内細菌と小児疾患. 小児外科. 55 (2), 2023, 158-64.
6) 飯野彰人. ADHD治療薬へ抑肝散、抑肝散加陳皮半夏、小建中湯の補完的追加の有用性. 小児科診療. 86 (7), 2023, 831-5.
7) 稲葉博司. 子どもに処方可能かつ有効な耳鼻咽喉科頭頸部外科領域の漢方薬はありますか？JOHNS. 38 (9), 2022, 1092-4.
8) 森蘭子. うつ病・パーソナリティ障害. 小児科診療. 85 (1), 2022, 50-8.
9) 高村光幸. 腎・泌尿器疾患. 小児科診療. 85 (1), 2022, 103-6.
10) 島秀樹. 心因性頻尿に小建中湯が著効した1小児例. 日本小児外科学会雑誌. 54 (1), 2018, 192.
11) 高宮城直子. 胃腸の弱い機能性月経困難症. 日本医事新報. 4942, 2019, 14.
12) 五島史行. めまい（小児）薬物治療. MB ENTONI. 218, 2018, 99-102.
13) 原典子. 腹鳴恐怖症に漢方治療が有効であった1例. 日本東洋心身医学研究. 32(1/2), 2017, 70-4.
14) 蓮沼直子. アレルギー疾患. 診断と治療. 105 (6), 2017, 758-63.

1-Ⅱ 重要性が増す精神領域の漢方 〜乳幼児でよく使う処方〜
【甘麦大棗湯】ツムラ72番

機能性低血糖症の一番の治療薬

【甘麦大棗湯】は、もともとは女性の精神錯乱状態に使う方剤として紹介されています。その際の特徴が、頻繁にあくびをすることです。

漢方学的には「心」の陰が養われなくなったため、安心が得られない状態とされています。つまりこの【甘麦大棗湯】は「心」を助け安心を得るための方剤です。

【甘麦大棗湯】の構成生薬

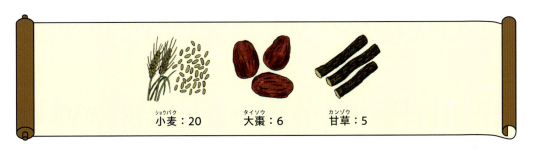

ショウバク 小麦：20　　タイソウ 大棗：6　　カンゾウ 甘草：5

【甘麦大棗湯】は、とてもありふれた三種の生薬で構成されています。
・〔小麦〕が「心」を養い、安心を得る生薬です。
・〔大棗〕と〔甘草〕が、「水」を増やします。

三種の生薬によって「心脾」を補いますが、特に「心」の陰が補充されます。臨床的にはヒステリー発作、パニック発作、不眠症、不安神経症などを治す使い方がされます。

機能性低血糖症と【甘麦大棗湯】、あくびとの関係

この方剤のキーワードは、機能性低血糖症だと筆者は考えます。実際に、あくびは機能性低血糖症の症状の一つと言われています[1]。

機能性低血糖とは、精神症状や自律神経症状を伴う血糖調節異常のことです。頭痛や動悸、冷や汗などの身体症状のほか、イライラ感、爆発的な怒り、不安感や気分の落ち込み、不眠、朝起きられない、だるいなどといった症状があります。思考力の低下や記

憶力の低下も多くみられる症状の一つです。

　機能性低血糖症の背景には、糖質の過剰摂取、食物繊維の不足による腸内環境の悪化などが原因と考えられています。多くの食品は、糖質の吸収が早く、急激な血糖値上昇につながります。そうすると、血糖値を下げるためにインスリンが大量に分泌され、今度は血糖値が急激に下がります。こうして血糖値の乱高下が起こるわけです。

　インスリンが分泌され、血糖値が急激に下がっていくときには、眠気やあくび、集中力の低下、疲労感、頭痛、手の震えなどの症状が起きます。そして、下がりすぎると逆に下がった血糖値を上げるためにアドレナリンやノルアドレナリンが分泌され、イライラ、恐怖感、不安感、抑うつ感などが起こるのです。

　【甘麦大棗湯】の〔小麦〕は麦芽糖のことで、低GI食品（血糖値が上がるスピードが遅い食品）です。そのため【甘麦大棗湯】には血糖保持作用があると言われています。つまり機能性低血糖の状態に対して、血糖を安定させ、症状を抑えるというわけです[1]。

　仁井田りち先生[2]が【甘麦大棗湯】の効果を次のように説明しています。

　・睡眠前服用で血糖を朝まで保持する。

　・睡眠前服用で体温を上昇させる。

　ただ、【甘麦大棗湯】は単に血糖を維持するだけではないことも明記しておきます。〔大棗〕そのものに精神安定作用があり、生薬を組み合わせることで不安に対して効果を高めているのです。

　この方剤を使うときに、「血糖を維持させる」をキーワードに考えると使い方に幅が出てくるのではないでしょうか？

乳幼児と【甘麦大棗湯】

　乳幼児の夜泣きに、なぜ【甘麦大棗湯】が有効なのかと考える際に、筆者は夜泣きと機能性低血糖症との関係に注目します。

　乳児期の血糖値は平均 80 mg/dL 前後に安定することが知られており[3]、低血糖ストレスに対する応答の閾値も成人同様です。しかし乳児は肝グリコーゲンなどのリザーブが少ないため、空腹時に血糖値が 70 mg/dL 未満になりやすいことが知られています[4]。

　乳児の哺乳回数を考えると、乳児の血糖値にある程度の変動があることがわかるかと思います。特に、哺乳が少なくなる夜間に機能性低血糖を起こしている可能性が考えられます。それによって夜泣きにつながっていると考えると、夜泣きに【甘麦大棗湯】はしっくりくるのではないでしょうか？

【甘麦大棗湯】の応用使用

　機能性低血糖症と不安（ドキドキ）を考えると、以下の使い方がイメージできるかと思います。

● 自律神経失調症[5]

　特に、ふわっと意識がなくなるこども、例えばシェロングテスト中に具合が悪くなってすぐ倒れてしまう場合などに使用します。

● 憤怒痙攣[6]　　● 円形脱毛症[6]　　● 咳チック[6]　　● 過呼吸[6]　　● 感覚過敏[7]

● チック[8]　　● 禁煙補助薬[9]　　● 筋緊張発作[10]　　● 自閉症[11]

古典で見る【甘麦大棗湯】

・婦人が精神的に不安定で、理由もなく悲しくなり泣きたくなる場合、それはまるで神霊の仕業のように感じられます。また、頻繁にあくびが出る場合、甘麦大棗湯が適しています。

引用・参考文献

1) 志馬千佳. "甘麦大棗湯"の効果の分子栄養学的考察. 産婦人科漢方研究のあゆみ. 37, 2021, 11-7.

2) 仁井田りち. 劇的な効き目を現す「甘麦大棗湯」. 漢方スクエア. No.145.

3) Thornton, PS. et al. Recommendations from the Peadiatric Endocrine Society for Evaluation and management of Persistent Hypoglycemia in Neonates, Infants, and Children. J Pediatr. 167, 2015, 238-45.

4) Srinivasan, G. et al. Plasma glucose values in normal neonates：a new look. J Pediatr. 109, 1986, 114-7.

5) 栗原栄二. 起立性調節障害に伴う頭痛、登校困難に対して漢方治療が有効だった男児例. 日本東洋心身医学研究. 32 (1/2), 2017, 48-51.

6) 池野一秀. 甘く見ないで甘麦大棗湯. 漢方と診療. 3 (3), 2012, 14-7.

7) 井口敬一. 発達障害児にも使える東洋医学・漢方治療とその背景：「感覚過敏をどう考えるか？」小児期から成人期への対応. 子どもの心とからだ 日本小児心身医学会雑誌. 28 (4), 2020, 410-3.

8) 田島大輔. 甘麦大棗湯が奏功した憤怒けいれん・チックの5例. 脳と発達. 49 (suppl), 2017, S411.

9) 志馬千佳. 禁煙補助薬としての甘麦大棗湯の可能性. 産婦人科漢方研究のあゆみ. 35, 2018, 144-8.

10) 栗原栄二. 甘麦大棗湯が有効であった筋緊張亢進発作の1例. 脳と発達. 47 (1), 2015, 62.

11) 川嶋浩一郎. 小児科診療における甘麦大棗湯の有用性. 外来小児科. 15 (3), 2012, 330-6.

1-Ⅲ 重要性が増す精神領域の漢方 ～乳幼児でよく使う処方～
【抑肝散】ツムラ54番

名前の通り「肝」を抑える【抑肝散】

「肝」の失調により「気」の巡りが悪くなると、「気」＝空気のイメージにもあるように、「気」は上に集まってしまいます。そのため、「気」が末端に届かず、手足が冷える一方で、顔面・頭が熱くなってしまいます。そのような状態に使う漢方です。

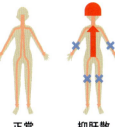
正常

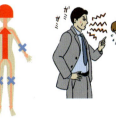
抑肝散

【抑肝散】を考える身体所見

　【抑肝散】は柴胡剤と呼ばれ、〔柴胡〕を中心とした方剤です。大事なのが、この方剤はこどものために作られた方剤であるということです。そしてこどもだけでなく同時に母親が飲むことによって効果を強めることができるとされています（母子同服）。

　「柴胡剤」と聞くと、まず頭に浮かぶのが胸脇苦満（きょうきょうくまん）の所見です。

　しかし、小児科医であればわかると思いますが、小児で胸脇苦満の所見をとることはすごく難しいです。そしてこれはこどものための方剤です。つまりこの方剤の適応は〔柴胡〕が入っているにもかかわらず、胸脇苦満はあってもなくてもいいのです。それよりも大事なのは、【小建中湯】証である腹直筋の攣急[1)]に臍上の拍動触知を合わせた所見です。胸脇苦満があったら、より【抑肝散】を考えるとよいでしょう。

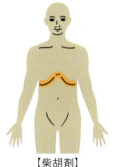
【柴胡剤】
肝の失調

185

【抑肝散】の腹証：【小建中湯】＋臍上動悸

（胸脇苦満は＋αの判断材料）

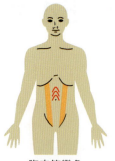
腹直筋攣急
臍上動悸

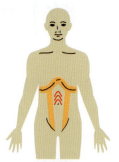
腹直筋攣急
胸脇苦満
臍上動悸

⭐ こどもにおける【小建中湯】との使い分け

　上記のように考えると、【小建中湯】との使い分けがわからなくなるかもしれません。困ったら【小建中湯】を使うとよいですが、臍上の拍動触知があった場合は「気」の移動が多いと判断して【抑肝散】を選ぶとよいでしょう。

　また、年齢によっても使い分けすることがあります。【抑肝散】はその名前の通り、抑圧されたイライラに対する方剤です。つまり、我慢に我慢を重ねたイライラに効くのです。こどもは我慢が苦手なので、すぐに【抑肝散】の適応になります。そう考えると、乳幼児よりも学童期のほうが我慢していると思いませんか？　第2子が生まれたために我慢を強いられている第1子のこどもにも使えます。

【抑肝散】の構成生薬

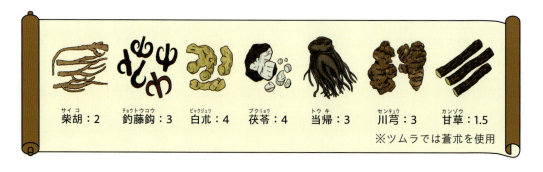

サイコ　チョウトウコウ　ビャクジュツ　ブクリョウ　トウキ　センキュウ　カンゾウ
柴胡：2　釣藤鈎：3　白朮：4　茯苓：4　当帰：3　川芎：3　甘草：1.5
※ツムラでは蒼朮を使用

・〔柴胡〕：将軍である「肝」の怒りを鎮め、肝気が即座に現場へ届く（「気血水」の巡りをスムーズにする）ようにします。"漢方のステロイド剤"のイメージです。

- 〔釣藤鈎〕：「肝」「心」の火を鎮め、「気」を降ろします。仙人の釣りのように、イライラをなくし、安心した状態に持っていきます。
- 〔白朮〕：脾の湿をとり、湿に弱い脾を助けます。そして脾を中心に「水」を巡らせます。
- 〔茯苓〕：脾の働きを盛り立てつつ、脾から肺への「水」の巡りを回転させます。
- 〔当帰〕：「血」を多少補いながら、「血」の巡りを盛んにさせます。オーガニックの化粧品によく使われます。
- 〔川芎〕：「血」の巡りを上方・外側へ誘導し、末梢の血流を良くします。血中の気薬とも言われ、「血」だけではなく「気」の巡りにも関与します。
- 〔甘草〕：脾気を高めます。副作用を出にくくし、即効性を高めます。

釣藤鈎

当帰

川芎

【抑肝散】の構成生薬がやっていること

◆「肝」の熱をとり、「気」の流れを正常に戻す

〔柴胡〕や〔釣藤鈎〕で「肝」の熱をとり、「肝」の失調を改善させ、「気」の巡りを改善させます。このとき〔柴胡〕は外に伸びやかに「気」を巡らし、〔釣藤鈎〕はより頭にのぼった「気」を降ろします。そして〔釣藤鈎〕は「心」の熱もなくし、安心をもたらします。

肝の熱をとるとともに
頭から熱を降ろさなければならない

〔柴胡〕
肝の熱をとる

外にのびやかに

〔釣藤鈎〕
肝の熱をとる
「心」の熱をとる

こもった「気」や
熱を引き降ろす

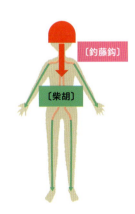

〔釣藤鈎〕
〔柴胡〕

⬠「肝」に「血」を巡らせる

　「肝」は「血」の多い臓器です。この「血」が少なくなると相対的に「気」が多くなり、「肝」は失調します。つまり「肝」に「血」を巡らすことが重要となります。そのために「血」の巡りをサポートするのが〔当帰〕と〔川芎〕です。〔当帰〕は美容の王様のような生薬として知られますが、血流を盛んにします。その働きを〔川芎〕で後押しします。どうしても重力の関係で下に集まりやすい「血」を上に押し出し、〔当帰〕をサポートするのです。このようにして「肝」に「血」を巡らせるのです。

⬠「水」も巡らせる

　「水」に対するサポートも忘れていません。「肝」が失調するということは、「気」「血」「水」のすべての巡りが失調するということです。「水」が鬱滞していると、「気」の巡りもうまくいきません。そのため〔茯苓〕によって、「水」を回転させるのです。また「肝」が失調するとすぐに「脾」に影響が出ます。これに対して〔白朮〕で「脾」の嫌う「湿」をとり、〔甘草〕で脾気を増大させます。

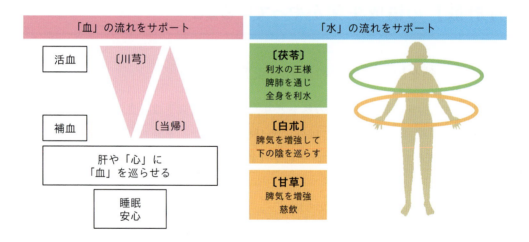

⬠【抑肝散】の使い分け

　前述したように【抑肝散】が効く人は「何かを我慢していることが多い」と言われます。つまり抑圧された怒りに対して効くわけです。
　そもそも【抑肝散】はこどものために作られた方剤で、子育てでイライラしている母も同時に内服することが良いとされています（母子同服）。母も「何かを我慢している」状態にあるため効果が期待できます。またこどもは我慢の閾値がそもそも低いこともご存知の通りです。

188

【抑肝散】のおとなへの適応は、五行をイメージすると理解しやすくなります。おとなの五行はバランスのとれた五角形で表されますが、ストレスや我慢の結果、「肝」と「心」が過剰に活発になり、こどものような不安定な五行バランスに近づくことがあります。このような状態に対して【抑肝散】を使用します。またいろいろな教科書に、眼瞼痙攣が【抑肝散】を考えるうえでの一つの所見と書いてあります。イライラのときなどに「目が血走る」というように、「肝」と「目」は密接な関係があります。そのため「肝」が我慢している結果、目に痙攣が起こるのです。

【抑肝散】の応用使用

我慢して我慢してのイライラ、と思うとわかりやすいかと思います。特にADHDなどは、いけないと知りつつもやらなければ気が済まない子が多いので、この【抑肝散】は、いい適応だと思います。

● ADHD[2]　　● 幻肢痛[3]　　● 自閉スペクトラム症[4]　　● チック[4]

古典で見る【抑肝散】

・抑肝散は、肝経の虚熱によって引き起こされる痙攣や発熱、歯ぎしり、驚きやすく動悸がする、寒気と熱が交互に現れるといった症状を治療します。また、肝気が脾気を乗っ取って嘔吐や痰を引き起こし、腹が膨れて食欲が減り、寝付きが悪い場合にも適しています。

引用・参考文献
1) 大塚敬節. 抑肝散について. 日本東洋醫學會誌. 15 (3), 1964, 89-94.
2) 飯野彰人. ADHD治療薬へ抑肝散、抑肝散加陳皮半夏、小建中湯の補完的追加の有用性. 小児科診療. 86 (7), 2023, 831-5.
3) 林隼輔. 幻肢痛に対して抑肝散が著効した1例. 日本病院薬剤師会雑誌. 59 (1), 2023, 21-7.
4) 尾崎裕彦. 発達障害・脳性麻痺. 小児科診療. 85 (1), 2022, 59-66.

2-I 重要性が増す精神領域の漢方 ～柴胡剤～
【抑肝散加陳皮半夏】ツムラ83番

　【抑肝散加陳皮半夏】はその名の通り【抑肝散】に〔陳皮〕と〔半夏〕を加えたものです。【抑肝散】を元にした方剤なので、使い方も【抑肝散】とほぼ一緒です。ただし、〔陳皮〕と〔半夏〕を加えることで、作用に多少の違いが出てきます。この方剤を使ううえで必要なイメージは2つです。どちらかを覚えておきましょう。

・【抑肝散加陳皮半夏】は湿度が高い日本で生み出された方剤である
・【抑肝散加陳皮半夏】は【抑肝散】＋【二陳】

　【二陳】とはもちろん〔陳皮〕と〔半夏〕で、この2つが主役の漢方は【二陳湯】といって停滞する「水」と「気」を動かすものです。

　湿度が高い日本では体内に「湿」が溜まりやすく、【抑肝散】が十分に効かなかったのです。そのため作られたのが【抑肝散】に湿を動かす【二陳】を入れた【抑肝散加陳皮半夏】です。

【抑肝散加陳皮半夏】の構成生薬

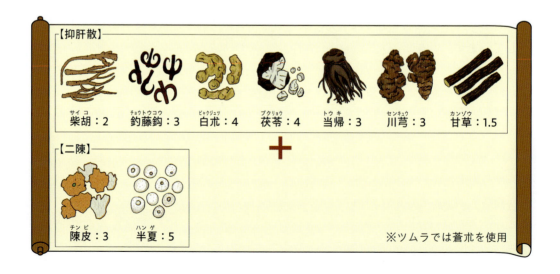

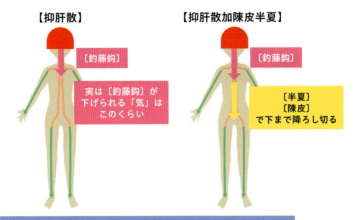

つまり、「湿」の影響が強くあるときは【抑肝散】よりも【抑肝散加陳皮半夏】のほうがいいと考えられています。

実際の漢方書では、「湿」に弱い「脾」が障害を受けているとき、つまり消化器症状があるときは【抑肝散加陳皮半夏】のほうがいいとされています。

筆者は【抑肝散】を使いたいと思ったとき、以下のように考えて【抑肝散】と【抑肝散加陳皮半夏】を使い分けています。

・鼻炎持ちは【抑肝散加陳皮半夏】
・喘息持ちは【抑肝散加陳皮半夏】
・お腹が弱い子は【抑肝散加陳皮半夏】

また【抑肝散】は主にイライラで使用しますが、【抑肝散加陳皮半夏】はイライラだけでなく、ドキドキとした不安症に対する効果もあると報告されています[1,2]。【抑肝散】を使おうと思ったときに不安が少し強めならば【抑肝散加陳皮半夏】を選択してもいいかもしれません。

【抑肝散加陳皮半夏】の腹証は【抑肝散】と同様に腹直筋攣急＋臍上動悸であるということも覚えておきましょう。

2-II 【抑肝散】系統と『傷寒論』系統

　〔柴胡〕が入った方剤を【柴胡剤】とまとめて呼びます。筆者はこの【柴胡剤】を【抑肝散】系統と『傷寒論』系統の2つに分けて理解しています。

　次項より【柴胡剤】が多く出てきます。漠然とでも方剤のイメージを持っておくとわかりやすくなるため、まず初めに簡単に説明をしたいと思います。

【抑肝散】系統

⬟ 【抑肝散】ツムラ54番

　【抑肝散】はこどもに使うために作られた方剤です。大人に使ってももちろん問題はありませんが、もともとは五行がいびつなこどもの状態を考慮して作られた方剤です。

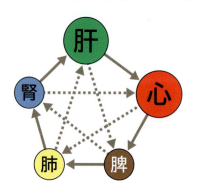

　【抑肝散】は「肝」を〔柴胡〕で調整しながら、もともと弱い「脾」や「腎」を助けるように「血」や「水」といった陰を補充するものを加えています。「肝」や「心」は「陰」が巡ることで「気」が過剰にならず、精神症状が落ち着きます。【抑肝散】の方剤説明のところでも言及したように、大人に使うときも、このこどもの五行のイメージで筆者は使っています。つまり、我慢強い人が、我慢して我慢して、どんどん「肝」が膨らみ、最終的にイライラが爆発するときに使用しています。

　【抑肝散】だけに、「抑圧されたイライラ」と覚えてもいいかもしれません。

⬟【加味逍遙散】ツムラ24番

この【抑肝散】に似た構造を持つのが、女性のための【抑肝散】である【加味逍遙散】です。

女性は月経があり、ホルモンバランスが崩れやすく、特に「血」の巡りが悪くなりやすい性質があります。その結果、あちこちで工事中になっているように巡りが滞り、あるとき、その通行止めが一気に通るような状態になります。

女性のための【抑肝散】と言いましたが、抑圧されているので愚痴がとても多く、突発的に通行止めが解除されるので突然まくし立てるように話したり、話題がコロコロ変わったり、ヒステリックになったりします。

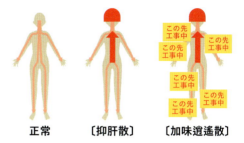
正常　　〔抑肝散〕　〔加味逍遙散〕

『傷寒論』系統

【抑肝散】に対して、急性熱症の治療を述べている『傷寒論』にも【柴胡剤】が登場します。そのため風邪症状でも使われたりします。

⬟【四逆散】ツムラ35番

『傷寒論』系統の代表的な方剤である【四逆散】を見ると、【抑肝散】との違いが明らかです。同じ「肝気」が鬱滞した状態に使いますが、【四逆散】は心下（しんか）という「気水」の関所ただ一点に集結しているような状態に使います。「気水」は心下で立ち往生してしまい、体には「気」がほとんど巡っていない状態になります。やる気が出ない、元気が出ない、いわゆるうつ状態になります。

【四逆散】　　　　　　【抑肝散】

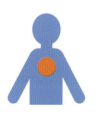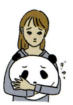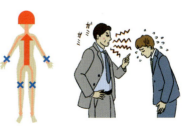

この【四逆散】は「肝」をターゲットとしているのに、うつの状態に使うといった特

徴があります。他の「肝」をターゲットとした方剤は基本的にイライラの状態に使います。

筆者はうつっぽい状態のこどもを見たら、後述する身体所見をとったうえで【四逆散】が使えそうであればまずこの【四逆散】を使います。

【柴胡剤】は【四逆散】を中心に考えると理解しやすくなります。

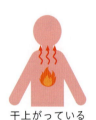

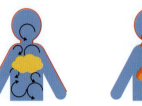
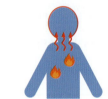

⬟【大柴胡湯】ツムラ8番

【大柴胡湯】は、たまった「気」が過剰になり熱を発し、体中が熱く干からびている状態に使います。【四逆散】を使用するときは心下に「気水」が鬱滞した状態ですが、この心下に鬱滞した「気」が熱を持ち、真っ赤な火が出て、全身が熱を帯びている状態が【大柴胡湯】の適応です。【抑肝散】と同様に頭部に肝気が上昇するため、すごくイライラします。違いは体中が熱によって干上がっていることです。つまり【抑肝散】のように、体内に存在する「水」を回すのではなく、生薬で「水」を補充する必要があります。

この状態は、今では死語になりましたが、いわゆる"モーレツ社員"の状態です。自信過剰で自己中心的な人のイライラに効くと言われています。

⬟【小柴胡湯】ツムラ9番

【小柴胡湯】は疾患が少し長引いてきたときに使う方剤と前述しました。【四逆散】のように「気水」がすべて心下に集まって動けない状態ではありません。しかし、肝の失調により「気水」の巡りはスムーズではなく、心下を中心にもやもやと鬱滞します。そうした中途半端な肝気鬱滞の状態に【小柴胡湯】は使用します。そこを助けてあげ、うまく巡らすのがこの方剤の役割です。

◆【柴胡桂枝乾姜湯】ツムラ 11 番
（サイコケイシカンキョウトウ）

【四逆散】との違いは、種々の原因によって体が虚弱な状態にあり、「気血水」が枯渇しているときに使うということです。肝は失調していますが、そもそも「気血水」が足りない状態であるため【四逆散】のように心下でつっかえるということはありません。

脾気が大変少なく、全身に「気血水」が足りないため、体は強烈に冷えます。わずかな「気」は行き場を失い頭部に達し、寒気がするのになぜか頭にだけ汗をかきます。その際、「心」や「肝」といった「陰」によって冷やす必要がある臓器は、「陰」が不足するため熱を発します。これにより「心」や「肝」が熱を持ち始め、不安やイライラなどの精神症状が出ます。

体力がないのに、周りに気を使い、一人になった途端にイライラや不安が出てしまう人に対する方剤です。

◆【柴胡加竜骨牡蛎湯】ツムラ 12 番
（サイコカリュウコツボレイトウ）

【柴胡加竜骨牡蛎湯】も『傷寒論』の柴胡剤の一つです。これは【小柴胡湯】の精神安定作用バージョンと筆者は考えています。

【小柴胡湯】のように、肝に「気」が鬱滞している状況で、「肝」の熱が「心」に移り、「心」が熱を帯びてしまった状態に使用します。精神安定が得られていない状態です。

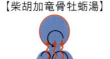
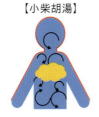

この方剤では、その「心」からの熱により、常に頭に「気」がある状態となります。つまり、頭が常に機能している状態です。睡眠中に脳に「気」がある状態であれば、脳が徹夜しているような状態であり、十分な休息が得られていません。この状態が「(悪)夢を見ている」状態です。

また、脳が常に「気」を張っていると、感覚が過敏になります。この、常時頭にある「気」を〔竜骨〕〔牡蛎〕で下に降ろすことで熟睡をもたらし、感覚過敏を治します。

さらに〔桂皮〕と〔茯苓〕が入っているため、パニック発作を抑えることができます。

つまり【柴胡加竜骨牡蛎湯】は、脳が常時緊張状態にあり、そのため夢を見たり感覚過敏がある状態、そしてパニック的にイライラする状態に使用します。

⬟ 【柴胡桂枝湯】ツムラ 10 番

　【小柴胡湯】と【桂枝湯】の合剤です。何を使えばいいかわからなくなったときの【柴胡桂枝湯】です。しかし、【柴胡桂枝湯】がなぜ精神安定に役に立つのかについて、説明するのは非常に難しいと言えます。もちろん〔柴胡〕と〔黄芩〕による「肝」に対する効果を〔芍薬〕でさらに効果的にしていること、「脾」を助ける効果もあること、【桂枝湯】で体のバランスを整える作用があることなどが挙げられますが、決定的な効果の理由が言えない方剤でもあります。

　この方剤の効果について、私が一番しっくりときた説明は坂本壮一郎先生が自身のホームページ[3]で述べられた意見です。

　坂本先生は、方剤解説で以下のように述べられています。

　"理屈で説明することの難しい処方「桂枝湯」。しかしこの処方は実際に効果を発揮した時の「実感」から紐解くと、実は単純な薬能を持つ処方でもあります。桂枝湯が効く時、多くの患者さまはこう表現されます。「温泉に入った時のように体がポカポカと温まる」と。つまり桂枝湯は身体の血行を促進する効能を持っているわけです。"

　そして、【桂枝湯】に〔竜骨〕〔牡蛎〕を加えた【桂枝加竜骨牡蛎湯】の処方解説では以下のように述べられています。

　"桂枝加竜骨牡蛎湯とは「温泉に入った時に感じる、心地よい脱力感を導く薬」です。血行が良くなることで悩みがどうでもよくなってくる。現実的に起こり得るこの現象こそが、【桂枝加竜骨牡蛎湯】の薬能の土台になっています。

　したがって【桂枝加竜骨牡蛎湯】で治めることができる緊張と興奮とは、血行を促すことでとれるものと言うことができます。体の芯がホカっと温まったときにとれる緊張と興奮、それが【桂枝加竜骨牡蛎湯】でとることのできる精神症状なのです"

　筆者は、【柴胡桂枝湯】も同様なのだと考えています。【柴胡桂枝湯】は【桂枝湯】と【小柴胡湯】の合剤ですが、【桂枝湯】の温泉療法に、【小柴胡湯】の「気血水」の巡りをスムーズにする効果を入れたものです。つまり、「イライラ・ストレスがある状態に対しての温泉療法」なのです。そう思うとこの方剤のジワジワとした効き目も理解できるかと思います。

⬟ おまけ：【桂枝加竜骨牡蛎湯】ツムラ 26 番

　この方剤の対象臓器は「肝」ではなくて「心」です。つまり安心が得られない状態に使われます。

　【柴胡桂枝湯】が「イライラ・ストレスがある状態に対しての温泉療法」であれば、

【桂枝加竜骨牡蛎湯】は「不安がある状態に対しての温泉療法」と言えます。

　筆者は前述したように、うつの状態にはまず【四逆散】が使えないか確認しますが、もし使えないときはこの【桂枝加竜骨牡蛎湯】か【甘麦大棗湯】を考えます。【甘麦大棗湯】は、食生活が不安定（糖質が多い）、もしくはあくびをする、突然の低血糖発作のような立ちくらみがあるなどの機能性低血糖症を疑うエピソードで使用します。このようなエピソードがない場合は【桂枝加竜骨牡蛎湯】を選択します。

✦ まとめ

【抑肝散】：抑圧された怒り

【加味逍遙散】：女性版の【抑肝散】
　　　　　　　　愚痴っぽく、突発的にまくし立てる。ヒステリック

【四逆散】：漢方の抗うつ薬

【大柴胡湯】：自信過剰で自己中心的な人のイライラ

【柴胡桂枝乾姜湯】：体力がないのにやたら気を使い追い込まれる人

【柴胡加竜骨牡蛎湯】：脳が常時過敏な状態の人

【柴胡桂枝湯】：迷ったときはこれ。温泉に入ってイライラ回復

【桂枝加竜骨牡蛎湯】：温泉に入って不安回復

【甘麦大棗湯】：機能性低血糖症を疑うエピソードがある不安症

引用・参考文献

1) Ito, A. et al. Antianxiety-1ike Effects of Chimpi（Dried Citrus Peels）in the Elevated Open-Platform Test. Molecules. 18, 2013, 10014-23.
2) 光畑裕正. 疼痛緩和の漢方治療. Geriatric Medicine. 56(6), 2018, 527-30.
3) 坂本壮一郎. 漢方坂本ホームページ. https://kanpousakamoto.jp/about/

2-Ⅲ 重要性が増す精神領域の漢方 ～柴胡剤～
【四逆散】ツムラ35番

> 漢方での抗うつ薬：うつ症状で最初に考えたい方剤

　【四逆散】は柴胡剤の中心ともいえる方剤です。これほど"巡り"を意識した処方はありません。この方剤は【四逆散】証と言われる心下が固く触れるものを治療します。心下は「気水」の関所のような場所です。「気水」は必ずここを通ると言われており、ここがもし通行止めになったら「気水」は巡らなくなるわけです。【四逆散】はここで大規模な通行止めが起こったときに使われます。つまり、「肝」の失調により、「気水」の関所である心下にすべての「気水」が集まり動けなくなった状態です。だから心下が固く触れるのです。【四逆散】はこの状態を解消します。つまり、四肢に行くべき「気水」が四肢に行かず真ん中に集まる四逆の状態を散らすわけです。だから【四逆散】と言います。

　同じ「肝」の失調ですが、【抑肝散】との違いがわかりますでしょうか？　イラストにするとわかりやすいかと思います。

【四逆散】　　　　　　　　【抑肝散】

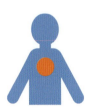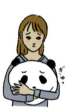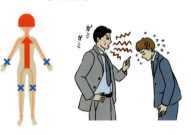

【四逆散】を考える身体所見

　一番は腹診所見で、【四逆散】証といわれる心下が固く触れるものです。また、身体のバランスが失調しているため、「手が冷たいのに手汗がある」といったアンバランスが目立ちます。筆者は「手が冷たいのに手汗あり」のときはまず【四逆散】を使います。この方剤はとても即効性が高く、2週間も使えばその効果がわかることが多いです。

　また、心下が固く触れる以外の腹診所見として、【抑肝散】と同様に腹直筋攣急＋臍

上動悸がみられます。腹直筋攣急＋臍上動悸は精神的にストレスがかかっている人では比較的よくみられます[1]。腹直筋攣急＋臍上動悸を見た際には、他の所見も合わせてどの【柴胡剤】が適応になるかを考え、方剤を選択します。

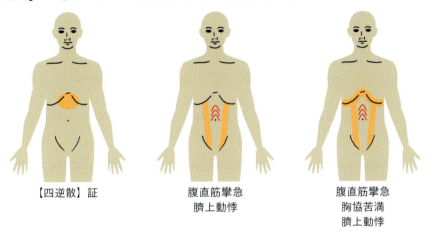

【四逆散】証　　　腹直筋攣急　　　　腹直筋攣急
　　　　　　　　　臍上動悸　　　　　胸脇苦満
　　　　　　　　　　　　　　　　　　臍上動悸

【四逆散】の構成生薬

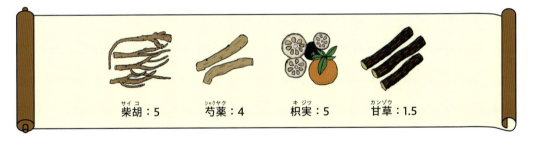

サイコ　　　　シャクヤク　　　キジツ　　　　カンゾウ
柴胡：5　　　芍薬：4　　　　枳実：5　　　甘草：1.5

- 〔柴胡〕：「最強の中間管理職」
　　　　　将軍である「肝気」を抑え、「気血水」の巡りをスムーズにする。
　　　　　「漢方のステロイド剤」
- 〔芍薬〕：筋肉のコリを治す→筋肉のコリがなくなることで静脈の容量が増え、陰を回収する。
- 〔枳実〕：脾胃の「気」を下に降ろす
- 〔甘草〕：脾気を増大させ、副作用を和らげ、即効性を出す。

　つまり〔柴胡〕で「肝気」を開放し、のびのびと発散し、「気」が行きづらい下方へ〔枳実〕が巡らせます。これにより、とどまっていた「気」を全身に強く巡らせます。そのうえで、〔芍薬〕で血流を増やし、「肝」の陰を増やし、「肝気」過剰を改善させます。〔甘草〕は脾気と陰を増やしつつ、即効性を出します。

　しかし、もっと単純に考えると【四逆散】はいら立ちがマックスで鬱になった上司である「肝」に対して、リラクゼーションを提供する方剤とも言えます。

【四逆散】鬱滞した「気」「水」を解放する
いらだつ中間管理職に対して
以下のリラクゼーションを提供する

柴胡

芍薬

枳実

甘草

のびのびと全身を伸ばし、マッサージで筋肉のコリを治し、柚子湯で休んだ後、甘いものを食べる。そう考えると、鬱々とした気分も晴れるとは思いませんか？

【四逆散】の応用使用

抗うつ薬としての使い方はもちろんですが、掌蹠膿疱症（しょうせきのうほうしょう）などにも用いられます。掌蹠膿疱症はストレスをきっかけに手足に水疱や膿疱が繰り返し起こる病態ですが、ストレスの結果、手足に「気」が行かなくなり、手の需要供給バランスが崩れていた結果起こると考えると【四逆散】を用いるのも納得いくのではないでしょうか？

- 腹痛[2]

向精神作用を有し、消化管運動を整えます。

- 神経障害性疼痛[3]　　●機能性身体症候群の疼痛[4]
- 育児ストレスによる情緒不安定[5]　　●掌蹠膿疱症[6]

古典で見る【四逆散】

・四肢が冷たくなる四逆の状態で、患者が咳をしたり、動悸がしたり、小便が出にくくなったり、腹痛があったり、下痢なのに便意を感じても排便できない場合には、四逆散が適しています。

引用・参考文献
1) 遠藤大輔．当施設における四逆散有効症例の疾患と所見．日本東洋医学雑誌．71 (2)，2020，108-14．
2) 甲斐裕樹．若年者の腹痛における四逆散の効果に関して．日本小児外科学会雑誌．56 (1)，2020，121-2．
3) 光畑裕正．神経障害性疼痛に対する漢方治療．ペインクリニック．別冊秋号．38，2017，S407-15．
4) 水野泰行．機能性身体症候群の疼痛に四逆散が有効であった10例の検討．日本東洋心身医学研究会誌．31 (1/2)，2016，10-4．
5) 中井恭子．育児ストレスによる情緒不安定な症例に対する四逆散エキスの有用性の検討．産婦人科漢方研究のあゆみ．30，2013，98-102．
6) 石束麻里子．掌蹠膿疱症に四逆散加減が奏功した2症例．中医臨床．33 (4)，2012，544-6．

2-Ⅳ 重要性が増す精神領域の漢方 〜柴胡剤〜
【大柴胡湯】ツムラ8番

自閉症に【大柴胡湯】[1]（飯田 誠先生提唱）
自己中心的でイライラマックスな人に【大柴胡湯】

【大柴胡湯】と【小柴胡湯】

　【大柴胡湯】を理解するうえで【小柴胡湯】との違いを考えることが一番わかりやすいかと思います。構成生薬をみて違いを認識するのも有用ですが、名前の「大」と「小」に注目すると理解しやすいと筆者は考えます。

　【小柴胡湯】も【大柴胡湯】も原典の『傷寒論』では邪との闘争に使われます。込み入った話になりますので、簡単に述べたいと思います。邪は「太陽膀胱経」→「少陽胆経」→「陽明胃経」と経脈を移動し奥へ侵入していきます。

　邪が「太陽膀胱経」に入ったときは【麻黄湯】や【葛根湯】のような風邪の初期に使われる方剤で追い出します。そして少し邪に侵入されたとき、つまり経脈でいえば「少陽胆経」に入ってきたときに使う方剤が【小柴胡湯】です。それに対して【大柴胡湯】は、邪がさらに奥に入った「陽明胃経」で使用されます。

　これを実際の病気で考えてみましょう。病気が長引くと、ストレスに対抗するために体内でアドレナリンやACTH（副腎皮質刺激ホルモン）が分泌されます。これにより交感神経が優位になり、体の防衛反応が強まります。

　【小柴胡湯】は、病気が長引き、邪が「少陽胆経」に侵入した状態で使用されます。この段階では、交感神経の興奮が軽度から中等度であり、まだ体の反応は比較的軽度です。病気がさらに進行すると、邪が「陽明胃経」に侵入し、体の反応がより強くなります。この状態では、交感神経の興奮が激しく、体が過度に活性化しています。【大柴胡湯】は、こうした強い反応に対応するために使用されます。

　つまり、交感神経の興奮が「小」か「大」かで名前が変わっているのです。そう考えると【大柴胡湯】を使う状態はわかりやすいのではないでしょうか？体全体が熱を放ち、まさに全力であらがっている状態です。ずっとうなされながらも病と闘い、ときに発狂し、文字通り全身全霊が過度な緊張を強いられている状態に使用します。

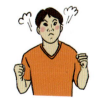

201

漢方学的には、肝気鬱滞が著しい結果、全身から熱を発している状態です。こう考えると自己中心的な自信家の人のイライラマックスも納得です。

【大柴胡湯】と自閉症

　飯田 誠先生は、自著で自閉症に対して【大柴胡湯】をメインに使用することを明言されています。【大柴胡湯】の原書を知ると、自閉症に対して使う理由も理解できるのではないでしょうか？
　【大柴胡湯】は肝気鬱滞を解消し、「気」の流れをスムーズにすることで感情の安定に寄与します。また、体内の過剰な熱を冷まし、興奮状態や過敏性をやわらげる効果もあります。

【大柴胡湯】の構成生薬

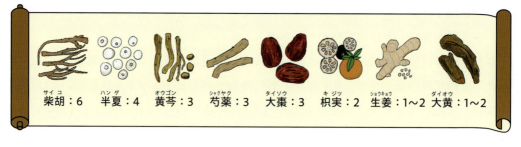

- 〔大黄〕：下剤として有名なセンノシド類の成分が入っています。これにより、「胃」の熱をとり、外に出す瀉下薬（しゃげやく）としての役割があります。同時に「血」の熱をとり、外に排出する役割があります。
- 〔柴胡〕：「肝気」鬱滞をとり、「気血水」の巡りをスムーズにします。実際の働きは、寒熱の調和や病原微生物に対する生体の対応、その生体の抵抗力の行き過ぎ（アレルギーなど）を調整するなどです。
- 〔黄芩〕：肺や体の上部の熱を取り除きます。上焦（体の上部。横隔膜まで）の熱を清する生薬です。
- 〔芍薬〕：筋肉のコリを治します。筋肉のコリがなくなることで静脈の容量が増え、陰を回収します。
- 〔枳実〕：脾胃の「気」を下に降ろします。
- 〔半夏〕：動けなくなった「水」を動かし、本来の流れに戻す役割があります。
- 〔生姜〕＋〔大棗〕：裏の需要供給バランスを適切に戻し、表出させます。

【大柴胡湯】の構成生薬がやっていること

◆【小柴胡湯】から考える

　【小柴胡湯】から「気」を補う〔人参〕や〔甘草〕を抜き、代わりに「肝」の熱を冷ます〔芍薬〕と、余分な「気」と熱を降ろして排泄する〔大黄〕が加わった処方です。

　【小柴胡湯】は「肝」に「気」が鬱滞し、「気血水」の巡りに障害が出る状態に使用します。「気」の鬱滞により体表付近に多少の熱はあるので〔黄芩〕が入っていますが、熱は強くありません。対して【大柴胡湯】では「気」の鬱滞が強く、身体中が熱で干上がっている状態を対象としています。つまり、身体に「気」が鬱滞し熱を持ち、「陰」が少ない状態です。この状態で「気」を増大させる〔人参〕や〔甘草〕は薪に火をくべるようなものです。なので【大柴胡湯】では〔人参〕や〔甘草〕を抜いているのです。

　そして、体内にある熱を積極的にとり、干上がった体に「陰」を巡らせなければいけません。干上がった体では「血」の中も相対的に「気」が過剰となり、「血」が熱を持った状態になります。

　そのため熱をとる〔黄芩〕に、全身の「血」の熱をとり外に排出する〔大黄〕を加え、全身的な清熱作用を高めています。また〔芍薬〕により筋の緊張をやわらげ、静脈環流量を増やし、身体に「陰」を巡らすのです。

◆【四逆散】から考える

　次に【四逆散】を軸にこの方剤を考えてみましょう。【四逆散】は心下に「気血水」が鬱滞してしまった状態のときに使用します。

　【大柴胡湯】はこの鬱滞した心下に熱がこもって、それによって干上がった状態に使用します。そう考えると、【大柴胡湯】には【四逆散】の構成生薬がほぼ含まれていることが見えてきます。つまり〔柴胡〕〔枳実〕〔芍薬〕を持って、心下の鬱滞を解消するのです。そのうえで、上の熱を冷ます〔黄芩〕、全身の熱を排除する〔大黄〕、熱で干上がって硬くなった湿を取り除く〔半夏〕、体の裏（内臓）の営衛を調和しようとする〔大棗〕と〔生姜〕のペアが入っているのです。

2-IV
重要性が増す精神領域の漢方 〜柴胡剤〜 【大柴胡湯】ツムラ8番

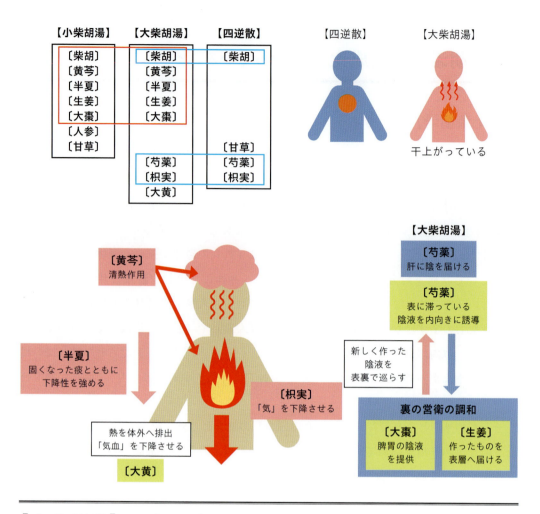

【大柴胡湯】の応用使用

　【大柴胡湯】は、イライラがピークに達して体に熱がこもった状態を治します。【大柴胡湯】のおもしろさは高脂血症に効果があることです。交感神経が興奮すると血中内の血糖値やコレステロール濃度が増加することが知られていますが、〔大柴胡湯〕はこの興奮状態をやわらげるため、コレステロール値を下げます。またストレスも抑えるので、肥満にも有効です。イライラしやすいぽっちゃりなお子さんに飲ませてみるのもいいかもしれません。

- 自閉症　●尋常性乾癬[3]　● NAFLD（nonalcoholic fatty liver disease）[4]
- 高脂血症（血清脂質の低下）[5]　●耳鳴り[6]
- さまざまな皮膚疾患（基礎疾患として高血圧、糖尿病、肝疾患など）[7]
  蕁麻疹、皮膚瘙痒症、円形脱毛症など
- 慢性便秘症・排便障害[8]　●肥満[9]

◈ メーカーによる【大柴胡湯】の応用使用

　前述した飯田 誠先生は、【大柴胡湯】を使用したいが便が緩くなり過ぎて続けられないこどもに対して〔大黄〕を除いた【大柴胡湯去大黄湯】を使用しています。小太郎漢方製薬株式会社などいくつかの製薬会社から出ています。

古典で見る【大柴胡湯】

・太陽病にかかって十日以上経ち、下痢などの症状が治った後も、四～五日経ってなお柴胡湯の証（症状）がある場合は、まず【小柴胡湯】を与えます。それでも嘔吐が止まらず、みぞおちが固く痛く、気分が沈みがちで微熱が続く場合は、まだ治っていません。この場合、【大柴胡湯】を与えて症状を改善させることができます。

2-Ⅳ

重要性が増す精神領域の漢方 ～柴胡剤～【大柴胡湯】ツムラ8番

引用・参考文献
1) 飯田誠. 自閉症は漢方で良くなる. 講談社. 2010, 202p.
2) 藤平健. 「傷寒論」の治療諸原則について. 日本東洋醫學會誌. 28, 1977, 1-12.
3) 三澤恵. 乾癬、掌蹠膿疱症に対する漢方処方. MB Derma. 295, 2020, 29-35.
4) 新澤真理. 糖尿病非合併非アルコール性脂肪性肝疾患に対する大柴胡湯投与の試み. 日本臨床内科医会会誌. 33 (3), 2018, S116.
5) 渡辺一海. 生活習慣病に対する和漢薬の効果に関する基礎的検討. TOYAMA MEDICAL JOURNAL. 28 (1), 2017, 37-8.
6) 中江啓晴. 大柴胡湯が奏功した耳鳴の1例. 日本東洋心身医学研究. 31 (1/2), 2016, 50-3.
7) 桜井みち代. 大柴胡湯（抗ストレス・抗炎症）. MB Derma. 211, 2013, 83-6.
8) 佐々木石雄. 小児の慢性便秘・排便障害に対する大柴胡湯の有用性の検討. 日本東洋心身医学研究. 27 (1/2), 2012, 51-3.
9) 李康彦ほか. 大柴胡湯の抗肥満効果. 医学と薬学. 61 (3), 2009, 499-509.

205

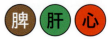

2-V 重要性が増す精神領域の漢方 〜柴胡剤〜
【柴胡桂枝乾姜湯】(サイコケイシカンキョウトウ) ツムラ11番

体力がないのに周りに気をつかってしまい疲れ果てる人
「私はあなたのほうが心配よ」と思われてしまう人

　【柴胡桂枝乾姜湯】は、『傷寒論』では急性熱症発症5〜6日目の【小柴胡湯】を使う時期に用いる方剤とされています。大きな違いは脾気が大変消耗している状態に使うのが【柴胡桂枝乾姜湯】であるということです。【小柴胡湯】は「肺」の熱をとり、「肝」での「気血水」の巡りを整え、脾気を盛り立てて、絶妙に全身を調節する方剤です。ただし、脾気が消耗しきっている状態では十分な効果が得られません。このような消耗している状態に使うのが【柴胡桂枝乾姜湯】です。

　具体的に、【柴胡桂枝乾姜湯】を使う状態を考えてみましょう。西洋医学でも、風邪をひいたときに大事なのは休息と栄養・水分補給です。しかしもともと食が細い人、つまり脾が強くない人などでは、その栄養・水分補給が満足にできません。そのため、消耗が激しく、どんどん弱ってきてしまうのです。この状態が続くと、精神的にも悪影響が生じます。水分補給がうまくできないことによって影響を受けやすい臓が「心」と「肝」です。「心」も「肝」もともに陰が少なくなり、相対的に熱を帯びた状態となります。そのために安心が得られない・イライラが強いなどといった精神症状が強く出ます。また、そもそも「脾」が弱いため、食事量が少なく、「気」は十分に作れません。そのため全身を巡る「気」が少なく、「陰」は動きが悪くなるため強烈に体が冷えています。

　こうした状況で【柴胡桂枝乾姜湯】を使用します。「脾気」が圧倒的に足りていないために各所で「陽気」と「陰」のバランスが崩れます。「脾気」を作り出す環境を整え、「気」と「陰」が巡れる環境を作るのがこの方剤です。

【柴胡桂枝乾姜湯】の構成生薬

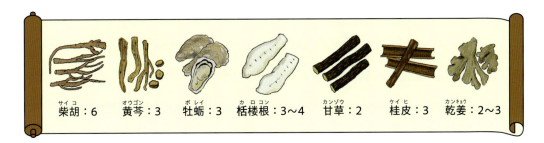

サイコ　　オウゴン　　ボレイ　　カロコン　　　カンゾウ　　ケイヒ　　カンキョウ
柴胡：6　黄芩：3　牡蛎：3　栝楼根：3〜4　甘草：2　桂皮：3　乾姜：2〜3

★〔栝楼根〕

〔栝楼根〕は〔瓜呂根〕とも書き、瓜（うり）の根です。これまでに〔栝楼仁〕（瓜呂仁）は述べましたが、こちらは瓜の種子です。同じ瓜ですが、効果が違います。〔栝楼根〕は根だけあって水を供給します。胃や肺領域に「水」を供給します。ウリ科の植物が水分を多く含むことからイメージはしやすいのではないでしょうか？

★〔牡蛎〕

「イライラしているのはカルシウム不足」「不安に対してカルシウム」とよく聞くと思いますが、その語源になったのはこの生薬の〔牡蛎〕かもしれません。〔牡蛎〕は牡蛎の貝殻で、炭酸カルシウムです。「肝」や「心」の熱をとる効果があり、その結果、精神安定作用があります。

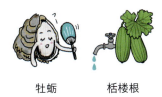

牡蛎　　　栝楼根

2-V　重要性が増す精神領域の漢方〜柴胡剤〜【柴胡桂枝乾姜湯】ツムラ11番

207

【柴胡桂枝乾姜湯】の構成生薬がやっていること

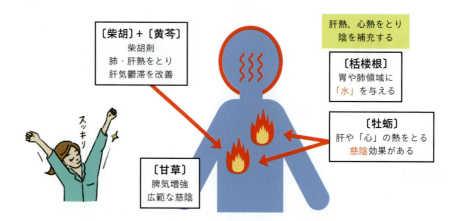

　この方剤の目的は、「脾気」を作る環境を整え、「気」や「陰」が巡れるようにすることです。「気」が十分に巡っていないため、体の「陰」の巡りが停滞し、「肝」や「心」は熱を帯びています。まずは「陰」を補充し、「肝」や「心」の熱をとる必要があります。

　〔黄芩〕で「肺」や「肝」にある熱をとり、〔牡蛎〕で「肝」と「心」に「陰」を潤し、さらに熱をとります。次に、〔柴胡〕を用いて肝気鬱滞を解消し、「気血水」を巡らせます。〔栝楼根〕は「肺」と「胃」に「水」を補充します。【柴胡桂枝乾姜湯】では「陰」が不十分な状態のため、「肺」や「胃」の領域でも「陰」が不足し、「肺」の乾燥により口渇と易感染性が、「胃」の乾燥により胃痛や呑酸が生じます。〔栝楼根〕によってこれらの症状を改善させます。

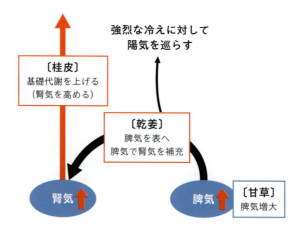

そしてそれを巡らすため「気」の補充も必要となります。「気」が巡らず強烈な冷えがある状態では「陰」は動きません。裏にも「気」を巡らせ、全身を温めることで「陰」が動ける環境を作ります。そのため、〔甘草〕で脾気を増大させ、〔乾姜〕で腎気の補充とともに、その「気」を表出させます。また〔乾姜〕で補充した腎気を〔桂皮〕で表出させ、「気」を巡らし、全身を温めます。

こうして「心」や「肝」にある熱がとれ、「気」と「水」の巡りが改善されるのです。

【柴胡桂枝乾姜湯】の応用使用

【柴胡桂枝乾姜湯】は「気血水」が十分ではない人に使用します。もちろん感冒が長くなってきたときもそうですが、もともと食が細い人、体力がない人にも使います。周りの人から「あなたが一番心配」と思われるような人で、安心が得られずついつい他人の世話を焼いてしまい、一人になると疲れて休めない人に効果があります。

『傷寒論』にもあるように、長引いた風邪などに【柴胡桂枝乾姜湯】が使われる場面もあります。それだけでなく「肝」と「心」の両方をケアできるため、精神的なサポートとしても使われます。

● 不眠症 [1]　　● 自律神経失調症 [2]　　● PTSD [3]　　● 冷え性を伴う神経障害 [4]

● 微熱が持続し、口唇が乾いているが足が冷えている慢性気管支炎 [5]

古典で見る【柴胡桂枝乾姜湯】

・傷寒ですでに発汗したものの、瀉下させてしまったため、少陽病にも邪が一部侵入し、胸や脇に軽い痛みが生じます。尿が出にくくなり、口渇が生じ、ただ頭に汗が多く、熱は行ったり来たりして、心が煩わしく思うときに柴胡桂枝乾姜湯を使います。

引用・参考文献

1) 平岩久幸. 小児の睡眠障害に対する漢方治療の基本的な考え方とその実際. 小児科診療. 85 (1), 2022, 67-72.
2) 筒井末春ほか. 自律神経失調症に対する柴胡桂枝乾姜湯, 加味逍遙散の効果. 医学と薬学. 11 (2), 1984, 599-610.
3) 高山真. 東日本大震災後に発症した心的外傷後ストレス障害 (PTSD) に対する漢方治療. 日本東洋心身医学研究. 27 (1/2), 2012, 23-5.
4) 錦織恭子. 冷え性を伴う神経症 (不安障害) に柴胡桂枝乾姜湯が奏功した1例. 産婦人科漢方研究のあゆみ. 34, 2017, 130-4.
5) 伊藤隆ほか. 咳と漢方治療. カレントテラピー. 33 (6), 2015, 611-5.

2-Ⅵ 重要性が増す精神領域の漢方 〜柴胡剤〜
【加味逍遙散(カミショウヨウサン)】ツムラ24番

> いつも愚痴を言って、ヒステリックな女性

「逍遥」とは「気の向くままに歩く」という意味です。その名前の通り、【逍遥散】は体内の「気血水」の流れを整え、「気の向くまま」の状態を改善するために使われます。

例えば、東京の首都高速道路のように、ある部分ではスムーズに流れているのに、別の場所では渋滞を起こしているような状態に効果があります。このように「気血水」の流れが悪いと、通れなかった道が急に通れるようになり、「気血水」が一気に流れ出すことで、突然爆発的に話し出したり、ヒステリックに暴れたりすることがあります。このような状態を「気の向くままに行動している」とみなして、その治療薬を「逍遥」を散らす方剤、【逍遥散】と名付けたのです。

さらに、この【逍遥散】にいくつかの生薬を加えたものが【加味逍遙散】です。これは、基本の【逍遥散】の効果をさらに強化し、より幅広い症状に対応できるようにしたものです。

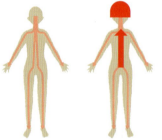
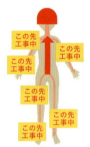

正常　〔抑肝散〕　〔加味逍遙散〕

女性用の【抑肝散】

筆者は女性用の【抑肝散】と捉えています。女性は月経があり、ホルモンバランスが崩れやすく、特に「血」の巡りが悪くなりやすい性質があります。その結果、あちこちで工事中になっているように「気血水」の巡りが滞り、滞った場所によって頭痛、頭が重い感じ、腰痛、だるさ、のぼせのような症状が出ます。またイライラしたり、なんとなく憂鬱な気分になったりします。そして、不意にその通行止めが解除され、一気に流れるため、情緒不安定、怒りっぽい、八つ当たりなどの症状が出ます。多かれ少なかれ、多くの女性はこのような症状を経験したことがあるのではないでしょうか？

女性のための【抑肝散】と言いましたが、抑圧されているストレスが背景にあります。そのため愚痴がとても多く、突発的に通行止めが解除されるので突然まくし立てるように話したり、話題がコロコロ変わったり、ヒステリックになったりします。

【加味逍遙散】の構成生薬

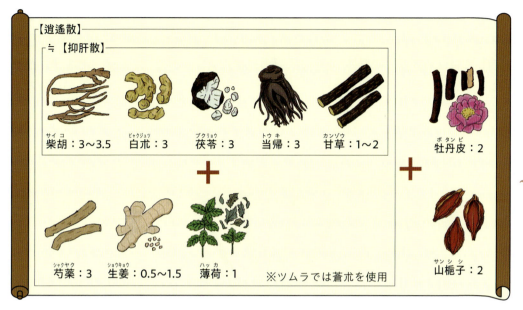

✧ 基本構成

　【加味逍遙散】は、【抑肝散】にすごく似ています。〔柴胡〕〔白朮〕〔茯苓〕〔当帰〕〔甘草〕は同じです。つまり、ともに〔柴胡〕で「肝」の熱をとり、「肝」の失調を改善し、「気」の巡りを改善させます。「血」の巡りをサポートするのが〔当帰〕です。これによって「肝」の「血」の巡りも改善します。「肝」が失調するということは、「気血水」のすべての巡りが失調するということです。「水」が鬱滞していると、「気」の巡りもうまくいきません。そのため、〔茯苓〕で「水」を回転させます。また、「肝」が失調するとすぐに「脾」に影響が出ます。これに対して〔白朮〕で「脾」の嫌う「湿」をとり、〔甘草〕で脾気を増大させます。

　こうして「肝」の熱をとったうえで「気血水」の巡りを改善させるのです。

✧ 【逍遙散】

　【逍遙散】は【抑肝散】から〔釣藤鈎〕(「肝」「心」の火を鎮め、気を降ろす)と〔川芎〕を抜いて、〔芍薬〕〔生姜〕〔薄荷〕を入れています。この3つでどのような違いになるのか見てみましょう。

〔生姜〕と〔薄荷〕

　この2つによって「気」と「水」の巡りを大幅に改善させています。というのも、〔生

2-Ⅵ 重要性が増す精神領域の漢方〜柴胡剤〜【加味逍遙散】ツムラ24番

211

姜〕を加えると、【四君子湯】−〔人参〕の骨格が見えてきます。

（【四君子湯】〔四君子：人参、茯苓、白朮、甘草〕＋〔生姜〕＋〔大棗〕）

【四君子湯】は「気」の巡りを「水」の巡りに乗せて届ける方剤であることはこれまでに説明しました。つまり、〔生姜〕を加えることで、「気」と「水」の巡りを改善させるのです。しかし、どうしても巡りの悪い「気」は上部へ溜まる習性があります。【抑肝散】では〔釣藤鉤〕で降ろしますが、【逍遥散】では〔薄荷〕で発散させます。なぜなら至るところで通行止めを起こしている中で降ろすよりも発散させたほうが確実だからです。

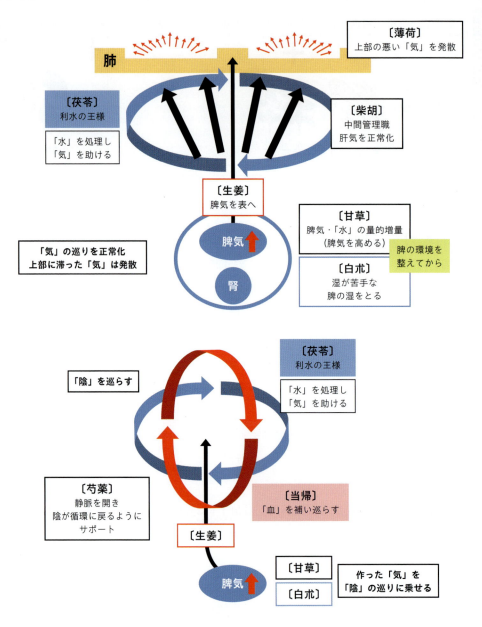

〔芍薬〕

　「血」の巡りを改善させる基礎的な処方として【四物湯】があります。筆者は【四物湯】の「モツ（臓物）」のイメージからこの方剤の特徴を覚えました。

　この【四物湯】は〔川芎〕〔当帰〕〔地黄〕〔芍薬〕の4生薬からなりますが、【逍遥散】の中では【四物湯】のうち2生薬（〔芍薬〕〔当帰〕）が入っています。つまり、「血」の巡りも改善させるのです。ここで【抑肝散】に入っていた〔川芎〕を抜いたのはとても興味深いです。〔川芎〕は血を巡らす力の強い、推進力が強い生薬です。しかし、至るところで交通渋滞が起こる中で推進力を高めたらどうなるでしょうか？　渋滞がひどくなるのは想像できるかと思います。だから抜いたのです。また【四物湯】に含まれている〔地黄〕も「血」を増加させる力が強く、渋滞を悪化させる可能性が高いため抜かれました。

　【逍遥散】は〔柴胡〕の働きを、【四君子湯】の「気」と「水」を巡らす動き、そして【四物湯】の「血」を巡らす動きで助けているのです。ただ、流れていないので、「気」を爆発的に増やす〔人参〕、「血」を増やす〔地黄〕、「血」の推進力を加速させる〔川芎〕は抜かれたのです。通行止めがある中で増やすのは、より通行止めをひどくするだけだからです。

⭐【加味逍遥散】

　【加味逍遥散】は、【逍遥散】に2種類の花を加えたものです。その花が〔牡丹皮〕と〔山梔子〕です。

〔牡丹皮〕

　あの真っ赤な牡丹の花をイメージすれば覚えやすいと思います。「血」を動かし、「血」の熱を冷まします。「心」「肝」「腎」に作用します。

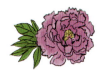

〔山梔子〕

　「くちなし」という芳醇な香りをもつ真っ白な花です。筆者は「口無し、鼻だけ」といって覚えましたが、その芳醇な香りから想像できるように、全身の「気」の熱を冷まし、尿と一緒に排泄します。

　「血」と「気」の熱をとり、「血」と「気」の巡りをよくする方剤が【加味逍遥散】です。

　【加味逍遥散】は【逍遥散】に「血」と「気」の熱を排出する作用を持ちます。抑圧されているので愚痴がとても多く、突発的に通行止めが解除されるので突然まくし立てるように話したりする様子は、熱がある状態と考えられます。【逍遥散】に熱をとる成

分を入れた理由はとてもイメージしやすいのではないでしょうか？

古典で見る【加味逍遙散】

・逍遥散は、肝と脾の血虚によって引き起こされる発熱や潮熱（午後から夕方にかけての発熱）、自汗や盗汗、頭痛、目眩、心悸亢進や不安、煩わしくて口が乾く、月経不調、腹痛、下腹部の重さと圧迫感、排尿困難、腫れや痛み、膿が出る症状、内熱による喉の渇きなどを治療します。

・逍遥散は、血虚による疲労感やだるさ、五心（両手のひら、両足の裏、心臓）の煩熱、手足の痛み、頭が重くて目がぼんやりする、動悸や頬の赤み、口や喉の乾き、発熱や盗汗、食欲減退、寝たがりになる症状を治療します。また、血と熱が交わることによる月経不調、臍と腹の膨満感や痛み、寒気と熱が交互に現れる瘧（おこり）のような症状にも効果があります。さらに、この薬は、若い女性の血虚と陰虚によって栄衛が不和になり、痰や咳、潮熱（午後から夕方にかけての発熱）、体が痩せて内部からの熱感があるような症状を徐々に引き起こす場合にも適しています。

214

2-Ⅶ 重要性が増す精神領域の漢方 ～柴胡剤～
【柴胡加竜骨牡蛎湯】ツムラ12番
サイコ カ リュウコツ ボ レイトウ

> 脳が常時緊張状態にあるため、夢を見たり感覚過敏がある状態
> パニック的にイライラする状態

【柴胡加竜骨牡蛎湯】の構成生薬

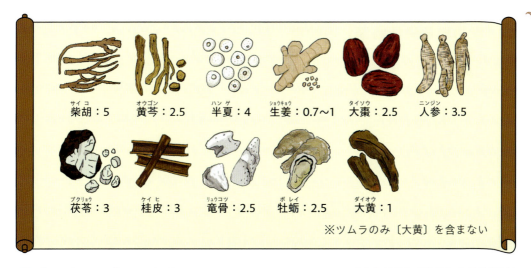

柴胡：5　黄芩：2.5　半夏：4　生姜：0.7〜1　大棗：2.5　人参：3.5
茯苓：3　桂皮：3　竜骨：2.5　牡蛎：2.5　大黄：1
※ツムラのみ〔大黄〕を含まない

★【小柴胡湯】の精神バージョン

【小柴胡湯】	【柴胡加竜骨牡蛎湯】
〔柴胡〕	〔柴胡〕
〔黄芩〕	〔黄芩〕
〔半夏〕	〔半夏〕
〔生姜〕	〔生姜〕
〔大棗〕	〔大棗〕
〔人参〕	〔人参〕
〔甘草〕	〔茯苓〕
	〔桂皮〕
	〔竜骨〕
	〔牡蛎〕

　【小柴胡湯】は肝気が頼りなく、「気血水」が滞っている状態に使用します。巡りがうまくいっていないため、身体に痰飲ができ、表層では熱を帯びています。この【小柴胡湯】の状態から「心」や「胃」にも病変が拡大し、精神症状が出ている状態に【柴胡加竜骨牡蛎湯】を使います。風邪の経過中に神経が過敏になった状態を想像するとわかりやすいかと思います。安心が得られず、食欲もわかなくなることは理解できるでしょう。病変は拡大しているため【小柴胡湯】よりも「気血水」の巡りは一歩悪化しています。

　そのため、【小柴胡湯】は表層の熱をとり、「肝」を整え、「気血水」の巡りをよくしますが、【柴胡加竜骨牡蛎湯】ではそこに、さらに全身的に「水」を巡らす利水の王様

〔茯苓〕と、腎気を上げて「気」の巡りを促進する〔桂皮〕が入っています。

「心」に対しては、〔牡蛎〕と〔竜骨〕で「心」の過剰な陽気を抑えこみ、安心を提供します。「カルシウムは不安をやわらげる」と言ったりしますが、〔牡蛎〕＝カキの貝殻、〔竜骨〕＝骨と考えると、不安に効くのはイメージしやすいのではないでしょうか？また「胃」にも熱を生じるため食も細くなります。そのため〔大黄〕で「胃」の熱をとり、外に排出します。

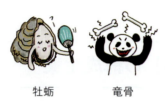

牡蛎　　竜骨

◆【柴胡加竜骨牡蛎湯】の特徴

この【柴胡加竜骨牡蛎湯】の特徴としては以下の２点が挙げられます。
①〔牡蛎〕＋〔竜骨〕
②〔桂皮〕＋〔茯苓〕

〔牡蛎〕＋〔竜骨〕

これにより安心作用があることは説明しました。同時に漢方医学的には「〔牡蛎〕＋〔竜骨〕はその重さで『気』を降ろす」と言われます。

【柴胡加竜骨牡蛎湯】が治療するのは、脳に「気」が溜まって降りてこない状態です。脳に「気」が滞留しているため脳が常時緊張状態となり、日中は神経過敏に、寝るときも脳が緊張状態のため夢（悪夢）を見ます。

この「気」を降ろすのが〔牡蛎〕＋〔竜骨〕です。これによって脳の緊張状態を緩和し、悪夢や感覚過敏を解消します。

〔桂皮〕＋〔茯苓〕

〔桂皮〕＋〔茯苓〕は、漢方医学的に奔豚（ほんとん）という状態を治すペアとして有名です。奔豚は憤る豚という意味であり、現在でのパニック障害のことです。身体の中で憤る豚が走り回っているイメージです。つまり、恐怖や驚きなどのストレスが加わって起こるパニック障害に【柴胡加竜骨牡蛎湯】は効果があるのです。

他にも、「水」の巡りを解消する【苓桂朮甘湯】（リョウケイジュツカントウ）にもこのペアが入っています。そのため【苓桂朮甘湯】も突発的な症状のある自律神経失調症などに使用されます（後述します）。

この２つのペアが入っていることにより、【柴胡加竜骨牡蛎湯】のキーワードは"脳

が常に緊張状態にある人″ となります。心身が過敏な状態であれば【柴胡加竜骨牡蛎湯】の処方を考えます。

【柴胡加竜骨牡蛎湯】の応用使用

脳の緊張状態で、イライラをキーワードに考えるとわかりやすいです。蕁麻疹なども、蕁麻疹を治すためではなく、瘙痒感へのイライラに対するサポート的な使い方をします。

● 心因性頻尿[1]　　● 睡眠障害[2]　　● 蕁麻疹[3]　　● てんかん[4]　　● 非定型顔面痛[5]
● めまい[6]

⭐ メーカーによる【柴胡加竜骨牡蛎湯】の応用使用

ツムラのみ〔大黄〕が入っていません。〔大黄〕は下剤として有名なセンノシド類の成分が入っています。筆者は単純に、便秘があるかないかでツムラかそれ以外のメーカーかを判断しています。

古典で見る【柴胡加竜骨牡蛎湯】

・傷寒が8〜9日が経過して、まだ邪が表にある状態で誤って瀉下させたため、胸協苦満が起こり、胸がもやもや・イライラし、些細なことにも驚きやすくなります。尿が出にくくなり、うわごとが出て、体全体が重く感じます。これを柴胡加竜骨牡蛎湯が治します。

引用・参考文献

1) 谷川聖明. 最終回「頻尿」. 治療. 105 (6), 2023, 780-7.
2) 平岩久幸. 小児の睡眠障害に対する漢方治療の基本的な考え方とその実際. 小児科診療. 85 (1), 2022, 67-72.
3) 橋本喜夫. 蕁麻疹に対する漢方処方. MB Derma. 295, 2020, 36-40.
4) 栗原栄二. 小児てんかんに対する柴胡加竜骨牡蛎湯の有効性についての検討：その4　脳波異常改善目的での使用. 脳と発達. 49 (suppl), 2017, S443.
5) 船越多恵ほか. 柴胡加竜骨牡蛎湯が非定型顔面痛に有効であった1症例. 日本ペインクリニック学会誌. 23 (3), 2016, 439.
6) 中山明峰ほか. 柴胡加竜骨牡蛎湯. JOHNS. 29 (12), 2013, 2007-8.

3-I 重要性が増す精神領域の漢方 〜安心を得るための処方〜
【桂枝加竜骨牡蛎湯】ツムラ26番

「温泉に入ったときに感じる、心地よい脱力感を導く薬」（漢方坂本）

【桂枝加竜骨牡蛎湯】の構成生薬

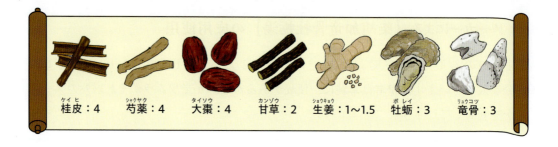

ケイヒ 桂皮：4　シャクヤク 芍薬：4　タイソウ 大棗：4　カンゾウ 甘草：2　ショウキョウ 生姜：1〜1.5　ボレイ 牡蛎：3　リュウコツ 竜骨：3

【桂枝加竜骨牡蛎湯】＝【桂枝湯】＋〔竜骨〕〔牡蛎〕

　【桂枝加竜骨牡蛎湯】は、【桂枝湯】に〔竜骨〕と〔牡蛎〕を加えた方剤です。【桂枝湯】は体の需要と供給のバランスを整え、心身の環境を整える作用があります。この方剤は、わずかに体を温めることでバランスを整え、心地よい温かみを与えてくれます。そのうえで、〔竜骨〕と〔牡蛎〕を加えることにより、「心」の過剰な陽気を抑え、不安を軽減します。また〔牡蛎〕と〔竜骨〕はその重さで「気」を降ろす作用があり、頭にある不安をその重さで降ろすことができます。温泉に入ることによって、頭にある不安が解消されていくイメージです。

【桂枝加竜骨牡蛎湯】と【柴胡加竜骨牡蛎湯】の使い分け

☆〔竜骨〕と〔牡蛎〕の組み合わせ

　まず大前提として、共通する〔竜骨〕と〔牡蛎〕の組み合わせがあります。つまり、頭に「気」が上っている状態です。そのうえで【桂枝加竜骨牡蛎湯】は「心」を、【柴胡加竜骨牡蛎湯】は「肝」をターゲットとしています。

「心」をターゲットとしている【桂枝加竜骨牡蛎湯】は、不安が脳にずっとある状態を治すものです。不安が脳にずっとあるため、ずっと嫌なことを考える、うつうつとした状態に使います。

「肝」をターゲットとしている【柴胡加竜骨牡蛎湯】は、イライラ・興奮が脳にずっとある状態を治すものです。脳がずっと興奮し、過敏な状態が続いているときに使います。

☆【桂枝加竜骨牡蛎湯】は上半身と下半身のアンバランスに使用する方剤

【桂枝加竜骨牡蛎湯】は『金匱要略（きんきようりゃく）』に記載されています。古典では慢性的に消耗している状態で、腎気が不足しているため、腎が陰を内に保てなくなり、夜間、精が漏れてしまう（無精・性交の夢を見る）状態を改善します。

【桂枝加竜骨牡蛎湯】の構成は、〔牡蛎〕と〔竜骨〕の重さで「気」を降ろし、そのうえで需要系と供給系のバランスを整える【桂枝湯】が作用します。これにより、上半身に「気」が多く、下半身に「気」が少なく弱っている状態を治すことができます。この生薬の構成は、上半身と下半身の「気」のバランスを整えるために考えられています。

実際に、【桂枝加竜骨牡蛎湯】は心因性の排尿障害や小児夜尿症、心因性の陰部症状、性的不能などの状態に使用されることが多い方剤です。これらの症状に対して、体内のバランスを整え、不安を軽減し、心身を安定させる効果があります。

☆ むしろ【柴胡桂枝湯】に近い??

筆者は、同じく【桂枝湯】を骨格としている【柴胡桂枝湯】に似ていると思っています。同じように温泉に入ったときのリラックス感を提供してくれる処方です。

・【柴胡桂枝湯】は、イライラ・ストレスがある状態に対しての温泉療法
・【桂枝加竜骨牡蛎湯】は、不安がある状態に対しての温泉療法

うつうつとした状態でよくわからなければ、【桂枝加竜骨牡蛎湯】を考えればよいと思います。

☆ 筆者の使い分け：うつうつ（気分症）

筆者はうつの状態を見たとき、必ず【四逆散】が使えないかどうかを確認します。それは、小児・思春期は特に「肝」の失調が多いように考えているからです。また、漢方薬を使うことにあまり積極的ではない方に対して、できるだけ即効性を引き出せるように【四逆散】を使っています。実際に【四逆散】を使うと、2週間前後でその効果を認めます。

【四逆散】が有効とされる身体所見がみられない、もしくは【四逆散】がいまいち効

かないときに【桂枝加竜骨牡蛎湯】か【甘麦大棗湯】を考えます。【甘麦大棗湯】は食生活が乱れている場合やあくびがよく出るという人に使用を考えます。【桂枝加竜骨牡蛎湯】は、よくわからないうつうつとした気分に使うことが多いです。また、性的な夢を見るときもこの方剤の適応と考えます。

【桂枝加竜骨牡蛎湯】の応用使用

頭にずっと不安がある状態を考えるとわかりやすいです。
- 摂食障害 [1]　　● 尿路不定愁訴 [2]　　● うつ [3]　　● 腹鳴恐怖症 [4]
- 難治性慢性痛患者 [5]　　● 慢性頭痛 [6]

古典で見る【桂枝加竜骨牡蛎湯】

・無精をしている者は下腹が冷えてつっぱり、亀頭も冷えます。めまいや脱毛があります。脈は非常に遅く、不消化の水様下痢と亡血の症状があります。男子であれば夢精をし、女性であれば性的な夢を見ます。桂枝加竜骨牡蛎湯がこれを治します。

引用・参考文献
1) 窪田三樹男. 桂枝加竜骨牡蛎湯と摂食障害. 日本東洋心身医学研究. 18 (1/2), 2003, 86-9.
2) 石橋晃. 尿路不定愁訴と漢方. 産婦人科治療. 82 (3), 2001, 338-43.
3) 大澤稔. うつの治療：漢方療法. 産科と婦人科. 87 (12), 2020, 1403-10.
4) 原典子ほか. 腹鳴恐怖症に漢方治療が有効であった1例. 日本東洋心身医学研究. 32 (1/2), 2017, 70-4.
5) 長原由貴ほか. 難治性慢性痛患者3例に対する桂枝加竜骨牡蛎湯の治療効果. 日本ペインクリニック学会誌. 22 (3), 2015, 452.
6) 福原恵子. 慢性頭痛に桂枝加竜骨牡蛎湯が奏功した4例. 島根医学. 31 (1), 2011, 63-4.

3-Ⅱ 重要性が増す精神領域の漢方 〜安心を得るための処方〜
【酸棗仁湯】ツムラ103番

漢方の睡眠薬。すごく疲れているのに眠れない。

　この方剤は名前のように〔酸棗仁〕という酸っぱい棗（なつめ）を使用しています。棗というと【桂枝湯】にも入っている〔大棗〕がありますが、その〔大棗〕よりも酸っぱいため〔酸棗仁〕と言います。仁は〔栝楼仁〕でもあったように種子です。
　〔大棗〕は脾気を高め、（特に臓器へ）陰液を産生する生薬です。陰液を生むことから心身の疲れに効果があります。「心」や「肝」に陰を送り、精神安定作用をもたらします。
　〔酸棗仁〕はこの〔大棗〕の精神安定効果をさらに強めたものです。「腎」や「脾」からの陰を上方へ提供し、「心」「肝」へ送ることで潤いをもたらし、精神を安定させます。

〔酸棗仁〕と不眠

　〔酸棗仁〕が不眠などに使われるのは漢方学での睡眠の考え方から来ます。西洋医学で睡眠を単純に説明すると、副交感神経優位になり身体が休息の状態になることです。これを漢方学では夜間、「肝」に十分量の血液量が蓄えられるのでゆっくり休むことができると表現します。【大柴胡湯】などで、「肝」に「陰」が足りなくなると肝気が鬱滞して交感神経優位になることからも理解できるかと思います。つまり、何らかの原因で「血」が少なくなると、「肝」に蓄えられる「血」が少なくなるため安眠できなくなります。〔酸棗仁〕の作用で、「心」の陰が補われ安心が得られるとともに、「肝」の陰が補われることで良質な睡眠を得られるのです。

【酸棗仁湯】の構成生薬

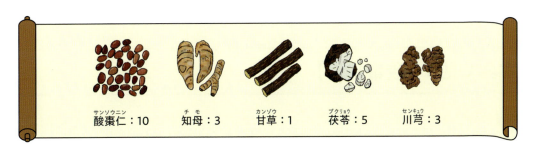

⬟〔酸棗仁〕

「腎」や「脾」からの「陰」を上方へ提供し、「心」「肝」へ送ることで潤いをもたらし、精神安定に寄与します。

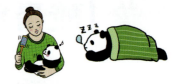

⬟〔知母〕

母のイメージから生命力：漢方での「腎」のイメージです。母を知ると書く〔知母〕は「腎」に作用します。母なる愛で腎の陰を増やし、「腎」の熱を冷まします。「腎」の熱が冷める＝上がった代謝を落ちつかせます。

イラストからも想像できるように、母なる愛であやして熟睡させる処方だと筆者は考えます。

【酸棗仁湯】の構成生薬がやっていること

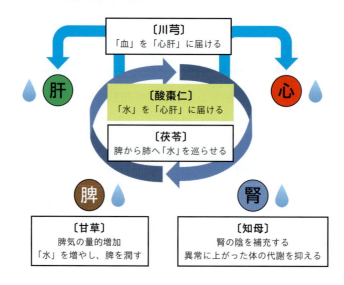

〔甘草〕で作った脾気や陰を〔知母〕で「腎」へ誘導し、「腎」の働きを正常化します。また〔茯苓〕で「心」「肝」までの陰の道筋をつくり、〔酸棗仁〕で「水」を、〔川芎〕で「血」を「心」「肝」へ届けます。これによって「心」の陰が補われ安心が得られるとともに、「肝」の陰が補われることで良質な睡眠を得られるのです。

古典で見る【酸棗仁湯】

・慢性的な消耗、衰弱があり、そのため気分が落ち着かなくて眠れない状態を酸棗仁湯が治します。

3-III 重要性が増す精神領域の漢方 〜安心を得るための処方〜
【加味帰脾湯】ツムラ137番

「疲労困憊」からくる精神症状（＋不眠）に使う。

　身体の疲れが精神まで及んだときに使う処方です。まさに「疲労困憊」からくる精神症状、つまり心労に使うものです。

【加味帰脾湯】は、【補中益気湯】を元につくられています。

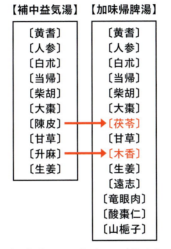

【補中益気湯】	【加味帰脾湯】
〔黄耆〕	〔黄耆〕
〔人参〕	〔人参〕
〔白朮〕	〔白朮〕
〔当帰〕	〔当帰〕
〔柴胡〕	〔柴胡〕
〔大棗〕	〔大棗〕
〔陳皮〕→	〔茯苓〕
〔甘草〕	〔甘草〕
〔升麻〕→	〔木香〕
〔生姜〕	〔生姜〕
	〔遠志〕
	〔竜眼肉〕
	〔酸棗仁〕
	〔山梔子〕

　「気」を「脾」から「肺」へ打ち出し散布する〔升麻〕と「肺」の「気」と「湿」を降ろす〔陳皮〕を抜いたものに、〔酸棗仁〕など精神安定をもたらせるものを加えたのが【加味帰脾湯】です。

　【補中益気湯】はランナーズハイになったとき、ふとしたときに感じる強い疲労感への回復に使います。つまりかなり消耗した状態です。この【加味帰脾湯】も同様に消耗したときの方剤です。それに加えて安心が得られない状況、「心労」の状態にこの方剤は使います。

　【加味帰脾湯】の添付文書で、心血虚と脾気虚が併存する「心脾両虚」を改善する処方と書いてありますが、とてもしっくりくるのではないでしょうか？

　繰り返しになりますが、身体の疲れを前提としたうえで、身体の疲れが精神まで及んだときに使う処方です。

223

【加味帰脾湯】の構成生薬

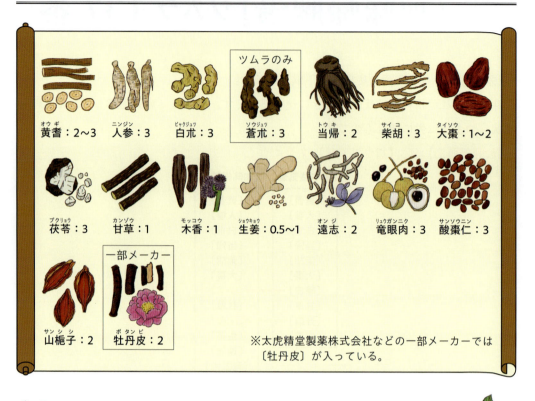

※太虎精堂製薬株式会社などの一部メーカーでは〔牡丹皮〕が入っている。

◆「心」に陰を提供し、「心」を潤す

・〔酸棗仁〕＋〔竜眼肉〕
・〔酸棗仁〕：心腎を相交させる
・〔竜眼肉〕：「心」に陰を提供する

　筆者は、竜の目ににらまれたときに「心」が冷えるイメージで覚えています。

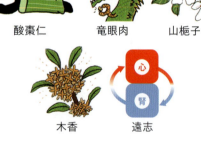

◆〔木香〕

　森林浴をしているかのように、全身に「気」がすっと広がり、心地よく満たされる感覚を促します。「気」の上げ下げに働き、陽気を巡らせます。ここでは〔黄耆〕と協力し「気」の伸びやかな流れを促進します。

◆〔遠志〕

　心陽を温め、腎気を上げます。心腎不交の特効薬です。「遠くを志す」とは、志を強

くし、知を益するという意味です。その由来通り、不眠などのほか、記憶力、集中力を補い、健忘症や認知症にまで効果が期待されます。

✪〔山梔子〕

その芳醇な香りで全身の「気」の熱を冷まし、尿と一緒に排泄します。「心」の領域を潤し、「水」の通路である三焦の通りをよくします。

【加味帰脾湯】の構成生薬がやっていること

【補中益気湯】から〔升麻〕を抜き、その代わりに〔木香〕で〔黄耆〕を助け、「気」を伸びやかに通じさせます。また【補中益気湯】でやっていた〔陳皮〕の回収作業は〔茯苓〕で行うという構成です。

【加味帰脾湯】は、心血虚と脾気虚が併存する「心脾両虚」の状態に使用します。この方剤は脾気虚を治す方剤である【補中益気湯】をベースとしており、長期間の疲労による心労、すなわち「心血虚」にも対処するために調整されています。そのため【補中益気湯】の「気」を巡らす作用を生かしつつ、より「陰」を巡らすことを強めています。〔陳皮〕の代わりに利水作用が強い〔茯苓〕を使用することで全身の「水」を巡らします。また【補中益気湯】の〔升麻〕は「気」を上に持ち上げる作用が強いことが特徴ですが、より全身的な「気」の巡りを整えるために〔木香〕を使用しています。

さらに「心血虚」に対して直接的に「心」を助ける生薬が詰まっています。〔山梔子〕で「心」の熱をとり、〔酸棗仁〕と〔竜眼肉〕で「心」（と「肝」）の「陰」を補充します。

また〔遠志〕も特徴的です。〔遠志〕は「心腎不交」を治す代表的な生薬で、「心」と「腎」の関係を円滑にします。これまでに、「心」と「腎」の関係はエンジンと冷却水の関係であると述べました。「心」がエンジンだとすると、「腎」からの冷却水がないとオーバーヒートしてしまいます。対して、「腎」の水は、「心」からの熱がなければ凍ってしまい動くことができません。なので「心」と「腎」は互いに協力関係にあるわけです。

3-Ⅲ 重要性が増す精神領域の漢方 〜安心を得るための処方〜 【加味帰脾湯】ツムラ137番

225

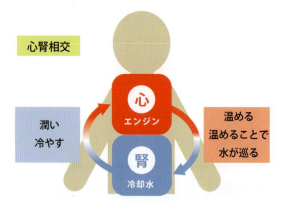

　〔遠志〕はこの「心」と「腎」のかかわりを活発にし、整えます。この動きは、西洋医学で言うと、循環を整える、ということになります。

　これらの生薬の働きの結果、心に「陰」が満たされ、心労がやっと癒えるのです。

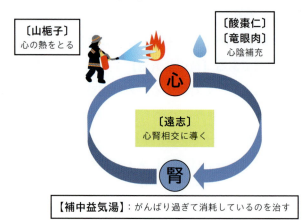

【加味帰脾湯】の応用使用

　疲労困憊からの心労による精神症状、と考えるとわかりやすいかと思います。オキシトシンを増加させる作用があり、それを踏まえた使い方もされます。
- 心因性のめまい [1]　● 慢性骨盤痛症候群 [2]　● 月経に伴う不調 [3]
- 血小板減少 [4]　● 認知症 [5]

⬟【加味帰脾湯】のメーカー間での違い

　〔牡丹皮〕を入れているメーカーが一部あります。〔牡丹皮〕は「血」の熱をとり、「血」の巡りを改善させます。特に「肝」に「陰」を満たすことで、「肝」の熱をとります。〔牡丹皮〕を入れることで、安心を得られないばかりかイライラが強い状況にも対応できます。

226

古典で見る【加味帰脾湯】

- 健忘とは、しょっちゅう物事を忘れてしまう状態のことです。脾は意（思考や意志）を司り、心もまた思考を司ります。思慮が過度になると、意の働きが乱れ、神宮（心の中心）がうまく機能しなくなり、人を健忘にさせます。治療法としては、心と脾を整え、神と意を静めることが大切です。これにより、健忘が治ります。
- 帰脾湯は、思慮が過ぎて脾を傷つけ、血をうまく統御できなくなり、血が正常な経路から外れてしまう場合、または健忘、動悸、心悸亢進、盗汗がある場合に使用します。さらに、心や脾が痛み、眠りたがる、食欲がない、大便が不調、四肢が重く痛む、月経不調、赤や白のおりものが出る場合にも効果があります。また、思慮が過ぎて脾を傷つけ、瘧（おこり：マラリアのような症状）や下痢を患う場合にも適しています。

引用・参考文献

1) 五島史行. 心因性めまいに対する加味帰脾湯. めまい平衡医学. 80 (2), 2021, 120-4.
2) 八木静男. 慢性前立腺炎に対する漢方治療の有用性について. 西日本泌尿器科. 81 (5), 2019, 556-7.
3) 錦織恭子. 月経に伴う不調の漢方治療. 産婦人科漢方研究のあゆみ. 36, 2019, 169-72.
4) 元雄良治. 血球減少. 薬局. 69 (2), 2018, 245-8.
5) 河尻澄宏. 認知症における漢方治療のアプローチ. 日本医事新報. 4924, 2018, 44-9.

 コラム㉓ 〔山梔子〕の副作用

　〔山梔子〕が入った漢方の長期使用によって腸間膜静脈硬化症を引き起こすことが報告されています。

　腸間膜静脈硬化症は、大腸壁内から腸間膜の静脈の石灰化により血流阻害が生じ、腸管が慢性的に虚血状態になる疾患です。症状は、腹痛、下痢、悪心・嘔吐などの消化器症状や、便潜血陽性（無症状）があり、イレウスを起こすこともあります。

　腸間膜静脈硬化症を起こす原因は、〔山梔子〕の生薬成分であるゲニポシドと考えられています。大腸の腸内細菌がゲニポシドを加水分解し、ゲニピンを生成します。そうして作られたゲニピンが大腸から吸収され、腸間膜を通って肝臓に到達する間に、アミノ酸やたんぱく質と反応し、その結果血流を鬱滞させ、腸管壁の浮腫や石灰化、腸管狭窄を起こすとされています。

　2013年の厚生労働科学研究の全国調査結果[1]によると、腸間膜静脈硬化症患者の8割以上が山梔子含有漢方薬を服用していると報告されています。またその内9割以上で服用期間が5年以上だったことが明らかになっています。

現在、〔山梔子〕を含有する製剤で本書に載せているのは〔辛夷清肺湯〕〔加味逍遥散〕〔加味帰脾湯〕です。

漫然と長期投与するのはやめたほうがよい方剤です。

〈引用・参考文献〉

1）日比紀文ほか．腸管希少難病群の疫学、病態、診断、治療の相同性と相違性から見た包括的研究．厚生労働科学研究費補助金 疾病・障害対策研究分野 難治性疾患等克服研究（難治性疾患克服研究）．2014, 9.

コラム㉔ 眠れないにおける「肝」と「心」

西洋医学と同様に、漢方における「眠れない」に関してもいくつかのパターンがあります。ここでは単純に大きく3つに分けて見てみたいと思います。

①入眠障害

入眠障害では「心」がかかわっていることが多いです。「ドキドキして眠れない」という言葉は、一生に一度は言ったことがあるのではないでしょうか？

このようなときには【甘麦大棗湯】【酸棗仁湯】や【加味帰脾湯】が使われることが多いです。特にこどもでは【甘麦大棗湯】が使いやすいと思います。

②中途覚醒

中途覚醒では「肝」がかかわっていることが多いです。そのため【抑肝散】などの柴胡剤が使われます。特に悪夢を見るときは【柴胡加竜骨牡蛎湯】が適応となります。

③熟睡障害

熟睡障害では【桂枝加竜骨牡蛎湯】や【柴胡加竜骨牡蛎湯】が使われることが多いです。〔竜骨〕〔牡蛎〕が入っているので脳に「気」があり、脳が休めない状態です。【桂枝加竜骨牡蛎湯】では淫靡な夢、【柴胡加竜骨牡蛎湯】では悪夢を見ることが多いと言われています。夢の内容を聞いて使い分けるといいかと思います。

眠れないのか？ 眠っても起きてしまうのか？ 寝た感じがしないのか？ 西洋医学と同様に、漢方でも薬の使い分けがされます。

4-I 重要性が増す精神領域の漢方 〜水の鬱滞が強いときの処方〜
【苓桂朮甘湯】ツムラ39番
リョウケイジュツカントウ

　この方剤は名前の通り、〔茯苓〕〔桂皮〕〔朮〕〔甘草〕の4つの生薬から構成されています。【柴胡加竜骨牡蛎湯】の説明で、〔桂皮〕＋〔茯苓〕のペアは奔豚と呼ばれるいわゆるパニック発作を治すものだと述べました。【苓桂朮甘湯】は、この〔桂皮〕＋〔茯苓〕のペアが主役になる方剤です。【苓桂朮甘湯】を理解するうえで奔豚という状態を理解しましょう。

奔豚を理解する

✦〔心腎相交〕

　「五臓の陰陽」と、【加味帰脾湯】で〔心腎相交〕について述べましたが、再度〔心腎相交〕について話します。

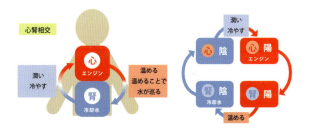

　「心」にも「腎」にもそれぞれ陰と陽（気）があります。図にあるように「心」の陽は「腎」の陽を温めます。「腎」の陽が「腎」にある陰を温めることにより陰が体内を巡ります。その「腎」からの陰は「心」の陰を補充します。「心」の陰が補充されることにより、「心」はバーストせずに動くのです。

✦ パニック発作

　奔豚と呼ばれるいわゆるパニック発作は、この「腎」にある陽が乱れることで起こります。なんらかの原因によって、「腎」の陰と陽のバランスが崩れた結果、陽が乱れ、「腎」の機能が失調するのです。

　「腎」の機能の一つとして、「気」を下に保つことがあります。「気」は空気みたいなもので、何もしなければ上にふわふわ上がっていきます。その「気」を「腎」が下に保っているわけです（p38参照）。しかし、何らかの原因により「腎」の陰と陽のバランスが崩れるとき、「腎」の機能障害が起こり、「気」を下に抑える力が不十分になります。

結果、「気」が上方へと一気に突き上がり、「心」を貫きます。「心」を貫いた「気」は激しい動悸を起こし、その「気」が頭部まで至ると、頭部が不安でいっぱいになります。これが奔豚、パニック発作です。

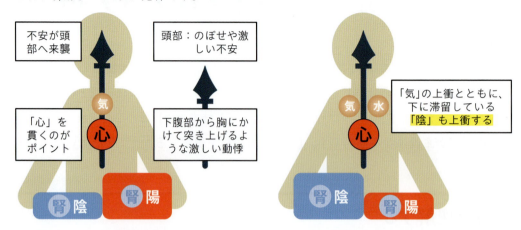

左図のように「腎陽＞腎陰」の場合は、「気」が上へ突き上がります。右図のように「腎陽＜腎陰」の場合は、「気」のみならず「水」も上へ突き上がります。そもそも腎陽が低下している状態は、代謝が落ち、体に「水」が溜まっている状態なので「水」も一緒に上がることは理解できるかと思います。

⭐〔桂皮〕〔茯苓〕＋〔甘草〕

上記に対して〔桂皮〕〔茯苓〕〔甘草〕で腎のアンバランスを改善し、腎機能を立て直します。〔桂皮〕〔茯苓〕＋〔甘草〕が治療の重要な役割を果たすのです。

奔豚を起こすのは「腎陽＞腎陰」か「腎陽＜腎陰」のため、腎機能がうまく働いていない状態です。その状態には〔桂皮〕＋〔茯苓〕がうまく働きます。

「腎陽＞腎陰」であれば、まず〔甘草〕が陰を作り、〔茯苓〕が利水をして腎陰を改善させます。そうして「腎」のバランスを改善させてから〔桂皮〕で腎気を上げて奔豚の状態を改善させます。

「腎陽＜腎陰」であれば、〔甘草〕で脾気を増進させ、〔桂皮〕で腎気を改善させます。さらに、この状態は腎の失調により「水」が停滞しているため〔茯苓〕で利水します。

最終的にどちらの状態であっても「腎」の陰陽のバランスを改善させ、「腎」の役割である「気」を下にとどめる作用と、「水」を巡らせる作用を改善させています。

⭐〔茯苓〕〔桂皮〕＋〔甘草〕＝苓桂○甘湯

〔茯苓〕〔桂皮〕＋〔甘草〕という３つの生薬を組み合わせたものは奔豚を治す組み合わせとして使われます。例えば、【苓桂朮甘湯】のほかに【苓桂甘棗湯】や【苓桂味

甘湯】があります。

- 【苓桂朮甘湯】＝〔桂皮〕〔茯苓〕〔甘草〕＋〔朮〕
- 【苓桂甘棗湯】＝〔桂皮〕〔茯苓〕〔甘草〕＋〔大棗〕
- 【苓桂味甘湯】＝〔桂皮〕〔茯苓〕〔甘草〕＋〔五味子〕

【苓桂○甘湯】の○の部分に入るものによって、腎陽・腎陰を意識させる内容となっています。

【苓桂朮甘湯】：「腎陽＜腎陰」

朮は本方では〔白朮〕を使用します。つまり「陰」を処理する方剤が加えられています。そのため状態としては水滞に近い状態での奔豚に使用されることがわかります。めまいや立ちくらみ、耳鳴り、動悸など「水」の関与が示唆される奔豚・パニック発作に使用します。

【苓桂甘棗湯】：「腎陽＞腎陰」

〔大棗〕は脾気を高め、特に臓器への陰液を作ります。つまり「陰」を増やします。「腎陽＞腎陰」によって奔豚が起きたときに使用するものです。陽気のみが「心」へ踏襲するため、発作的に胸や喉のあたりが塞がって苦しくなるなど「気」のみの関与が示唆される奔豚・パニック発作に使用します。

【苓桂味甘湯】：「腎陽＜＜腎陰」

〔五味子〕は、【小青竜湯】に含まれる方剤で、映画『風の谷のナウシカ』に登場する気付薬です。つまり腎陽を盛り立てます。〔朮〕を使用したときと同様に「腎陽＜腎陰」の際に使いますが、腎陽をより強く補う処方です。

【苓桂朮甘湯】と【苓桂味甘湯】

〔朮〕のほうがより直接的に「水」の巡りに介入するのに対して、〔五味子〕は腎陽（代謝、生命力）を補う処方です。その違いは製薬会社の効果効能からもみて取れます。【苓桂味甘湯】の適応には「水」の滞りに加え、体内の冷え、手足の冷えに関して言及されており、腎陽を補う処方は理解できるのではないでしょうか？

【苓桂朮甘湯】の構成生薬

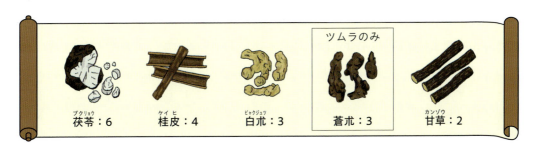

4-I 重要性が増す精神領域の漢方 〜水の鬱滞が強いときの処方〜 【苓桂朮甘湯】ツムラ39番

【苓桂朮甘湯】の構成生薬がやっていること

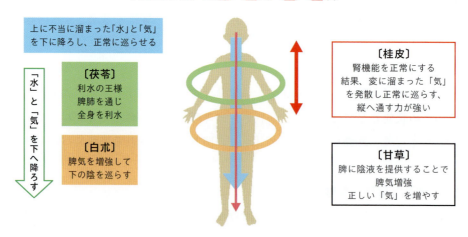

　【苓桂朮甘湯】は腎陽が低下した状態に使われます。つまり、元気がなく、水分代謝が円滑に行われていない状態を改善します。「水」の代謝がうまくいっていない状況において、湿に弱い脾を助け、脾気が効率よく作られるように〔朮〕で環境を整え、〔甘草〕で脾気を増大させます。増大した脾気が腎気を補い、そのうえで、〔桂皮〕で腎の機能を高め、「気」を下部にとどめさせます。

　腎陽の低下により上昇してしまった「気」と「水」を〔茯苓〕を使って利水し、「気」を降ろします。

　このようにして、【苓桂朮甘湯】は全体的に水分代謝を円滑にし、気の巡りを整えることで腎陽の低下による不調を改善します。

【苓桂朮甘湯】を使用するときの身体所見

⬟ フクロー型

　実際にこの【苓桂朮甘湯】が効く体質を最も的確にわかりやすく述べたのは山本 巌先生です。山本先生は、【苓桂朮甘湯】が効く体質を「フクロー型」と名づけています。つまり「朝に弱く、夜に強く」、一見して華奢（色白で痩せ型）であり、運動が嫌いで、むくみやすく、冷え性で、朝礼ですぐ倒れてしまう子です（後述します）。これを見ると起立性調節障害（orthostatic dysregulation：OD）をすぐに思い浮かべると思い

ます。実際に OD に【苓桂朮甘湯】はよく用いられ、第一選択とされることも多いです。しかし【苓桂朮甘湯】は OD の特効薬ではありません。実際に【苓桂朮甘湯】が効かない OD を経験された先生は多いのではないでしょうか？

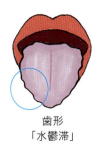
歯形
「水鬱滞」

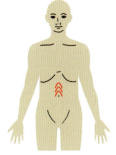

★ フクロー型に【苓桂朮甘湯】が効かないときに考えること

① 鉄分・タンパク質などの栄養素が足りない

　思春期の子は、月経開始や急速な成長で鉄・タンパク質が不足し、相対的に栄養失調であると言われています。それを旺盛な食欲で補うのが普通ですが、OD では朝食を摂らず、十分に補充できていないケースが多く見られます。

> 思春期は腎気が一番旺盛な時期ですが、
> それを支えているのが旺盛な食欲です。
> 食欲がなければ、旺盛な腎気を支えられません。
> 腎気を補充するためには外から栄養補給し、
> 後天の気を補充しなければいけません。

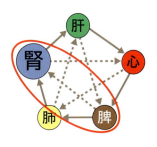

　【苓桂朮甘湯】は「脾気」を増大させます。「脾」の機能、つまり消化吸収能力を高めますが、そもそも食べる量が少なければ、材料がない状態なので消化吸収能力をいくら高めても治療はうまくいきません。どの漢方薬にも言えますが、必要な栄養素をしっかり摂取してこそ漢方薬は効力を発揮できるのです。【苓桂朮甘湯】だけ飲んでも改善が乏しいときは、なんらかの形で栄養をとってもらう必要があります。それにはいくつか方法があります。鉄剤やプロテインなどの摂取を勧める医師もいます。筆者は【苓桂朮甘湯】を使用すると決めたときは、栄養をとらせ、【苓桂朮甘湯】に【四物湯】を合わせた【連珠飲】(レンジュイン)を処方することが多いです（後述します）。

②「肝」や「心」の失調が強い状態である

　構成生薬をみても【苓桂朮甘湯】は「肝」と「心」を助ける生薬が入っていないことがわかります。病態が長くなればなるほど「肝」や「心」の失調は目立ってきます。この状態で【苓桂朮甘湯】単剤だけでは効果が弱い可能性があります。

4-I 重要性が増す精神領域の漢方 〜水の鬱滞が強いときの処方〜 【苓桂朮甘湯】ツムラ３９番

233

⬟ まとめ

　起立性調節障害＝【苓桂朮甘湯】が有名となり、これを使う医師が増えてきましたが、この生薬は元気がない状態で使うものです。坂本壮一郎先生は"身体にむくみが生じやすい体質の方に【苓桂朮甘湯】が適応しやすい"と述べています。「腎陽＜腎陰」の状態というのが一つの目安となるかもしれません。効果がないときは、改めて身体所見をとり、効果がない原因が前述の①なのか②なのかを念頭に置きながら次なる一手を考えると良いと思います。

【苓桂朮甘湯】の応用使用

- ●低髄液圧症候群 [1]　　●メニエール病 [2]　　●耳鳴り症 [2]　　●起立性調節障害 [2]
- ●パニック障害 [2]

⬟ メーカーによる【苓桂朮甘湯】の応用使用

　これまでにも述べましたが、ほとんどのメーカーが〔白朮〕で作るなか、ツムラは〔蒼朮〕を使用しています。本方は〔白朮〕です。小児科では起立性調節障害に対して使うことが多く、より全身的な利水ができる〔蒼朮〕（ツムラ）を筆者は使用していますが、例えば胃腸症状が強く出ていて【苓桂朮甘湯】を使用したいときは他のメーカーのものを使用したほうがいいと思います。

古典で見る【苓桂朮甘湯】

・傷寒で吐かせたり瀉下を行った後、気が上に逆流して心臓のあたりが張った感じがし、喉が詰まったように感じます。また、立ち上がるとひどいめまいが起こります。脈は沈脈・緊脈であり、体がぐらついてしっかり立つことができません。この症状には、苓桂朮甘湯が効きます。

引用・参考文献
1）松井龍吉. 低髄液圧症候群に対して苓桂朮甘湯が有効であった1例. 島根医学. 35 (3), 2015, 189.
2）鈴木康弘. 苓桂朮甘湯. JOHNS. 29 (12), 2013, 2020-2.

コラム㉕ ヒバリ型・フクロー型

【苓桂朮甘湯】が適応する体質、フクロー型体質について、山本 巌先生は人間を2つの特徴で大別しています[1]。

①ヒバリ型

ヒバリ型の人は、生まれつき体は丈夫で若いうちは病気になることがほとんどありません。胃腸も非常に強く、食欲旺盛であり、少々の食べ過ぎではお腹をこわすことはありません。骨格・筋肉などの運動系統、呼吸や循環器系統も強いため体力があり、スポーツも得意です。朝は早起きで、寝つきも良く、病気とは無縁の生活を送ります。体が丈夫なため医者にかかることは少なく、健康診断もめんどうだからと受診しない者もいます。しかし生命保険の加入時などに、高血圧や糖尿病などが発覚することがあり、あわてて医者にかかります。

若い間は元気がよく申し分ないですが、中年以降は健康問題が顕著になりやすい傾向にあります。

②フクロー型

フクロー型の人は虚弱で、常に何らかの体の不調を訴えることが多いです。疲れやすく、体力がなく、頭痛や肩こり、胃腸症状、めまい、睡眠障害などさまざまな症状に悩まされます。検査では特に異常がないため、不定愁訴と診断されることが多いです。朝は苦手で、日曜や休日は昼近くまで寝ていることが多いです。午前中は体調が悪く、食欲もわきません。しかし時間が経つにつれて徐々に調子が良くなり、夜には最も活動的になります。またフクロー型の人は若い頃から無理がきかず、そのため怪我が少なく暴飲暴食をしないため長生きをする傾向にあります。普段から医者によく診てもらい、胃薬やビタミン剤、サプリメントを愛用したりします。

このように山本 巌先生はヒバリ型とフクロー型の体質を明確に区分し、それぞれの特徴を詳細に説明されています。

〈引用・参考文献〉
1) 山本巌. 東医雑録1. 燎原出版, 2004, 772 p.

4-Ⅱ 重要性が増す精神領域の漢方 ～水の鬱滞が強いときの処方～
【連珠飲】（【四物湯】を中心に）

【連珠飲】＝【苓桂朮甘湯】＋【四物湯】

　【連珠飲】は【苓桂朮甘湯】に「血」の全体的な改善を目的とする【四物湯】を合わせた方剤です。【苓桂朮甘湯】は腎気不足により「気」と「水」が上部を強襲した状態を改善させます。つまり腎気が落ちた虚弱な方に適応がある方剤です。「気」が足りない虚弱な状態が続くと、「血」の巡りが悪くなり、「心」や「肝」の陰が不足することになります。これにより「心」に「血」が足りない場合は、不安や不眠などの不安症状が現れ、「肝」に「血」が足りない場合は、熟睡障害やイライラが生じます。

　【連珠飲】は【苓桂朮甘湯】に【四物湯】を入れた方剤です。

　【苓桂朮甘湯】は「心」や「肝」を直接支える生薬は入っていないため、これらの症状に対処するために【四物湯】を入れて【苓桂朮甘湯】の効果を増強します。

　【四物湯】を入れることで「血」の巡りを改善します。腎気不足による「気」と「水」の不調を整えながら、「心」や「肝」の陰を補うことで精神症状を改善させます。

　筆者は、【苓桂朮甘湯】が必要なとき＋精神症状があるときに【連珠飲】を考えます。

　【苓桂朮甘湯】は起立性調節障害のときに頻用されますが、特に女児が患っているときは月経との関係も考え【連珠飲】の使用を考えます。

汎用性のある【四物湯】

　【連珠飲】は【苓桂朮甘湯】の作用に【四物湯】の作用を加えた処方です。【四物湯】は「血」の巡りに特化した方剤であり、今回のように他の方剤に【四物湯】を加えて使うことがあります。そのため、以下から【四物湯】について説明いたします。

【四物湯】の構成生薬

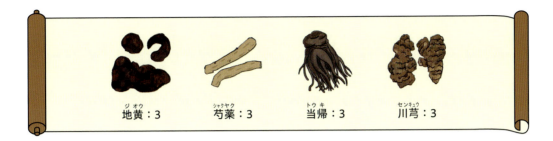

【四物湯】（ツムラ71番）

　【四物湯】は〔地黄〕〔芍薬〕〔当帰〕〔川芎〕の4生薬からなります。

・〔地黄〕：血中の陰を補充し、血液量を増やします。
・〔芍薬〕：筋肉のコリをとり、「血」の道を広げます。

　つまり【四物湯】は、「血」を増やすだけでなく、巡りを改善させます。また〔芍薬〕を介して「水」の巡りも改善させます。

・〔当帰〕：「血」を補いながら「血」の巡りを盛んにさせます。
・〔川芎〕：「血」の流れを良くします。特に「血」が行きづらい上方へ導きます。

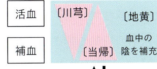

【四物湯】の構成生薬がやっていること

　【四物湯】は〔地黄〕〔芍薬〕〔当帰〕〔川芎〕の4つの生薬から構成されています。〔地黄〕は「血」を補い、体の陰を養う役割を果たし、これにより体全体の「血」の不足を補います。〔当帰〕は「血」をさらに増加させ、全身に巡らせる作用を持ちます。〔川芎〕は、生理的に下に集まりやすい「血」を上方へも巡らせ、全身に「血」を行き渡らせます。そして〔芍薬〕は静脈還流量を増やし、「血」の回収をスムーズにすることで全身的な「血」の巡りを実現します。このように、4つの生薬により全身の「血」の循環を改善し、不足していた「血」を補い、体内のバランスを整える効果を発揮します。

237

【四物湯】だけでも精神疾患に効く

【四物湯】は精神症状にもよく使われる方剤です。

最も興味深いのは神田橋処方:【桂枝加芍薬湯】＋【四物湯】です。

フラッシュバックに対して効果があるというこの神田橋処方を発達障害に対する治療として使っている医師もいます。この際のキーワードは、「過去のトラウマ処理を助ける」「トラウマによるフラッシュバックに有効」です[1]。集中力低下や判断力低下、社会不安に対して【四物湯】単独で治療した症例もあります[2]。

連珠飲の起立性調節障害での使い方

症状によって使い方は変えますが、筆者は下記の出し方をすることがよくあります。

連珠飲＝【苓桂朮甘湯】分3＋寝る前に【四物湯】

さらに鉄剤の内服もできると効果が高まる印象があります。

【四物湯】を入れる理由としては、特に女児は「血」の巡りが悪いことと、OD のこどもは眠れていなかったりするので、夜間に「血」の巡りを改善させたいからです。夜間に「肝」や「心」の陰を補充することで安眠を得させるため、寝る前に【四物湯】を飲ませます。また【四物湯】は錠剤があるので、漢方が苦手なこどもも比較的飲みやすいようです。

古典で見る【四物湯】

・この薬は、栄気と衛気を調整し、気血を滋養する効果があります。月経不調や臍や腹の痛み、子宮からの不正出血、血の滞りによる塊で硬くなった部分、間欠的な痛み、妊娠中の冷え、適切な管理ができず胎動が不安定な場合、出血が止まらない場合、または産後に虚弱状態で風寒が体内に入り、悪露（産後の出血）が残って癥（おこり：マラリアのような症状）が生じる場合、下腹部が硬く痛む、ときどき寒熱が発作するなどの症状に効果があります。

引用・参考文献
1) 川口哲. 発達障害への漢方薬の応用 - 神田橋処方と次の一手. 日本外来臨床精神医学. 20, 2023, 14-9.
2) 田原英一. 四物湯を含む処方が精神症状を改善した6症例. 日本東洋医学雑誌. 71 (2), 2020, 94-101.

4-III 重要性が増す精神領域の漢方 〜水の鬱滞が強いときの処方〜
【当帰芍薬散】ツムラ23番

> 冷え。「当芍美人」：水が溜まって冷えている可憐な人

　婦人科系で有名な方剤です。月経痛・月経困難症や、手足の冷え、むくみ、めまい、頭痛などを改善していく女性の聖薬と言われています。

　「当芍美人」という言葉がありますが、この言葉は【当帰芍薬散】が効く方の見た目を表現した言葉です。色白で、スラリとしていて、ちょっと手を差し伸べたくなるような可憐な美人。この言葉がピタッと当てはまるのがこの【当帰芍薬散】が効く人だと言われています。

　医学的には体力が虚弱で色白、貧血で冷え性で疲労しやすく、時に下腹部痛や頭痛、めまい肩こりなどを訴える人です。

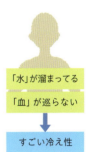

「水」が溜まってる
「血」が巡らない
↓
すごい冷え性

【当帰芍薬散】の構成生薬

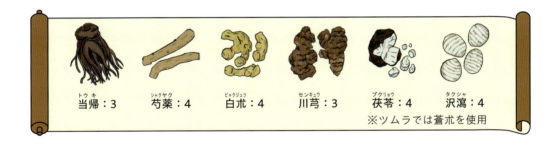

トウキ　　シャクヤク　　ビャクジュツ　　センキュウ　　ブクリョウ　　タクシャ
当帰：3　芍薬：4　　白朮：4　　　川芎：3　　　茯苓：4　　沢瀉：4
　　　　　　　　　　　　　　　　　　　　　　　※ツムラでは蒼朮を使用

【当帰芍薬散】の構成生薬がやっていること

★「水」の流れ

　〔芍薬〕が筋肉のコリを改善し、「水」を回収します。回収した「水」を〔茯苓〕や〔白朮〕で利水して余分な「水」を〔沢瀉〕で排出します。こうした「水」の良い巡りを作ります。

239

⬟「血」の流れ

上記でできた流れに「血」の巡りも続きます。〔芍薬〕で静脈での鬱滞をとったうえで〔当帰〕〔川芎〕で全身の「血」の巡りを改善させます。

このように、停滞する「水」をとり、隅々まで「血」を巡らせることで体が温まります。非常に優しい方剤と言えます。

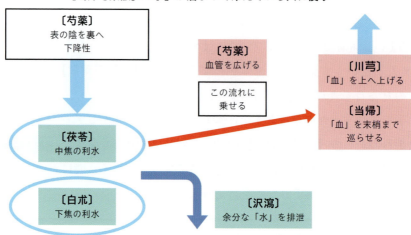

⬟ ここで再度「当芍美人」：可憐な美人

【当帰芍薬散】は「血」と「水」の流れを良くします。そのうえで、昔の人がこの方剤が効くのは「当芍美人」であると考えたことは印象深いです。ただ、「血」と「水」の流れが悪いだけではありません。そうであれば多くの女性に効きます。実際は「血」と「水」の流れだけを見て使用しても効果がイマイチなときがあります。やはりこの【当帰芍薬散】が効くのは「当芍美人」なのです。

つまり、印象としてなんとなく儚げな感じ、色白で大人しく上品な感じの女性に効果が見られます。この方剤を使うときは、感覚的に「当芍美人」を考えながら使うのも良いかと思います。

⬟ 同じように強烈な冷えで使う漢方といえば…

強烈な冷えで使う漢方といえば、【柴胡桂枝乾姜湯】が出てきました。しかし、同じ冷えですが成因がまったく違うのはもうおわかりかと思います。

【柴胡桂枝乾姜湯】が適応となる人では圧倒的に「気」が巡っていません。全身に「気」がないので寒いです。対して【当帰芍薬散】が適応となる人では「水」が溜まっ

ているので冷え性です。つまり【当帰芍薬散】では、より「水」にかかわる所見、症状が出てきます。めまい、肩こり、頭重、霜焼け、浮腫、耳鳴りなどがそれにあたります。西洋医学では同じ冷え性ですが、その成因によって漢方では使う方剤がまったく異なってきます。

【当帰芍薬散】の応用使用

● 嗅覚異常 [1]
　新型コロナウイルス感染後の嗅覚異常にも適応
● 鉄欠乏性貧血 [2]
　赤血球分化を促す
● 習慣流産 [3]　　● 不妊症 [3]　　● 月経困難症 [3]

古典で見る【当帰芍薬散】

・妊娠中に腹中が痛む場合、当帰芍薬散が適しています。
・婦人の腹中のさまざまな疾患による痛みには、当帰芍薬散が適しています。
・当帰芍薬散は妊娠中の腹中の絞めつけられるような痛み、心下の急満感、産後の血暈（出血によるめまい）、気乏（気力の不足）による大量出血、長期間の下痢に効果があります。常用すると血の流れを整え、膿の溜まりを生じさせず、痰を消し胃を養い、目を強くし、津液を増す効果があります。

引用・参考文献
1) 志賀英明ほか. 嗅覚障害. JOHNS. 38（9）, 2022, 1201-4.
2) 貝沼茂三郎. 当帰芍薬散. 月刊薬事. 60（3）, 2018, 471-5.
3) 竹内啓祐. 当帰芍薬散. 診断と治療. 105（6）, 2017, 785-8.

4-III
重要性が増す精神領域の漢方 〜水の鬱滞が強いときの処方〜【当帰芍薬散】ツムラ23番

4-IV 重要性が増す精神領域の漢方 〜水の鬱滞が強いときの処方〜
【半夏白朮天麻湯】ツムラ37番

　【半夏白朮天麻湯】は参耆剤と呼ばれ、【補中益気湯】の創案者によって作られた方剤です。【補中益気湯】と同様に「脾」を立て直すことで病を治すことを目的としています。

　【補中益気湯】はランナーズハイ後の激しい疲労感に効果的であり、「脾気」を作り、全身へ広く散布する方剤です。これに対して【半夏白朮天麻湯】はもともと「脾」が弱く、食が細く消化が弱い人に使われます。「脾」が弱いということは体内の「気」が少なく、「水」の巡りが悪いため体に「水」が溜まります。こうした状態を改善するのが【半夏白朮天麻湯】です。

【半夏白朮天麻湯】の構成生薬

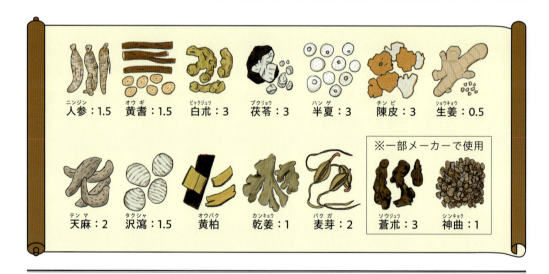

【半夏白朮天麻湯】の構成生薬がやっていること

　この方剤の骨格は〔参耆〕+【六君子湯】です。ただし、水毒の状態であるため、〔甘草〕が抜かれています。

【半夏白朮天麻湯】	【六君子湯】	【六君子】 〔人参〕〔白朮〕〔茯苓〕〔半夏〕〔陳皮〕〔甘草〕 〔甘草〕を除く ==五君子が入っている==。 〔甘草〕が抜かれたのは水毒の状態だから。
〔人参〕 〔黄耆〕 〔白朮〕 〔茯苓〕 〔半夏〕 〔陳皮〕 〔生姜〕 〔天麻〕 〔沢瀉〕 〔黄柏〕 〔乾姜〕 〔麦芽〕	〔人参〕 〔白朮〕 〔茯苓〕 〔半夏〕 〔陳皮〕 ~~〔甘草〕~~ 〔生姜〕 ~~〔大棗〕~~	

　特徴的なのは、〔参耆〕+【六君子湯】に〔乾姜〕が入っていることです。これは水毒（体に「水」が溜まっていること）に影響しています。〔乾姜〕は〔生姜〕と同様に「気」を裏から表に通じさせる作用があります。ただし〔生姜〕は脾気を表へ通じさせるのがメイン作用であるのに対して、〔乾姜〕は脾気を膨らませて腎気を補う効果が強いとされています。何度も出てきていますが「腎」は水代謝に重要な臓です。だからこの「腎気」を改善させているのです。

　また【半夏白朮天麻湯】に〔生姜〕も〔乾姜〕も入れているのは、水毒になっている体を表も裏も温めるためです。

- 〔生姜〕で脾気を裏から表へ→体表を温める
- 〔乾姜〕で脾気を膨らませて腎気を補充→裏（内臓）を温める

　全身を温め、代謝も上げ、水も動きやすい状態にします。〔参耆〕+【六君子】が入っているので、温まった体で「水」を巡らせながら「気」を強力に拡散し、巡らせます。そして余分な水を〔沢瀉〕で排出します。こうして水毒の状態を改善させるのです。

　〔参耆〕+【六君子湯】+〔乾姜〕+〔沢瀉〕でこの方剤の骨格が見えてきたのではないでしょうか？

　そのうえでその作用を〔天麻〕〔黄柏〕〔麦芽〕で強めます。

- 〔天麻〕：頭部にこもった邪陽を降ろし、めまいを治します。
- 〔黄柏〕：特に胃腸系の清熱作用を持ちます。
- 〔麦芽〕：（ビールを飲んで）消化不良を治し食欲増進します。

天麻　　　　麦芽　　　　黄柏

4-IV　重要性が増す精神領域の漢方 〜水の鬱滞が強いときの処方〜【半夏白朮天麻湯】ツムラ37番

【半夏白朮天麻湯】は、ある程度の生活が出来ているが、もともと食に関して不安があるやや虚弱な人に効果があります。そういった方のめまいや耳鳴り、頭痛などの水毒の症状に用います。ただし、そうした方に強い方剤が使えるはずもなく、薬効がよく言えば優しい、悪く言えばぬるい方剤です。即効性をあまり考えず、ある程度気長に使ったほうがよい方剤だと筆者は思います。

【半夏白朮天麻湯】の応用使用

● 夏バテ [1]　　夏に食欲がなく、食が少ない人の水毒
● 起立性調節障害 [2]　● 慢性頭痛 [3]　● 慢性副鼻腔炎 [4]

✦【半夏白朮天麻湯】のメーカーごとの違い

筆者は主にツムラのものを使用していますが、クラシエのものは〔蒼朮〕や〔神曲〕が入っています。〔蒼朮〕は全身の利水を助け、〔神曲〕は塩麹のような生薬で消化を助けます。クラシエのものはより手厚い方剤となっているようにも思えますが、漢方では生薬が多くなれば多くなるほど即効性もなくなっていく傾向があるため、筆者は少しでも早く効かせたいのでツムラを使用しています。より食が細い人にはクラシエのほうがいいかもしれません。

古典で見る【半夏白朮天麻湯】

・范大諫の妻は元々脾胃に問題があり、しばしば症状としてめまい、耳鳴り、頭痛、便秘、胸の不快感が現れていました。ある日、外出から帰宅後にこれらの症状が悪化し、その後さらに嘔吐や食欲不振、粘り気のある唾液、息苦しさなどの症状が出ました。経過中にますます脾胃が虚弱となり、痰が気の流れを阻害し、症状を悪化させていると判断されました。この状態を解決するために半夏白朮天麻湯が投与され治癒に至りました。

・半夏白朮天麻湯の成分には、半夏、天麻、黄耆、人参、蒼朮、白朮、沢瀉、茯苓、陳皮、大麦蘗麺、乾姜、黄柏が入っており、これらはそれぞれ中焦の気を補い、湿を除去し、気の流れを促進し、冷えを取り除くなどの効果があります。特に半夏は痰を除き頭痛を治療し、天麻は体内の風を除く効果があります。

引用・参考文献
1) 有光潤介. 東洋医学・統合医学：夏バテの原因と対処法は？【清暑益気湯, 胃苓湯, 半夏白朮天麻湯, 帰脾湯を症状により使いわける】. 日本医事新報. 4931, 2018, 61-2.
2) 栗原栄二. 起立性調節障害に対する半夏白朮天麻湯の有用性. 脳と発達. 53（suppl）, 2021, S226.
3) 栗原栄二. 小児の慢性頭痛に対する半夏白朮天麻湯の有用性. 脳と発達. 48（suppl）, 2016, S367.
4) 稲葉博司. 慢性副鼻腔炎. MB ENTONI. 185, 2015, 37-46.

5-I 重要性が増す精神領域の漢方
~何を投与したらよいかわからないときの方剤~
【十全大補湯】ツムラ48番

参耆 +【四君子】+【四物湯】+〔桂皮〕

【十全大補湯】の構成生薬

【四君子】と【四物湯】を合わせた「気」と「血」を補充する方剤です。

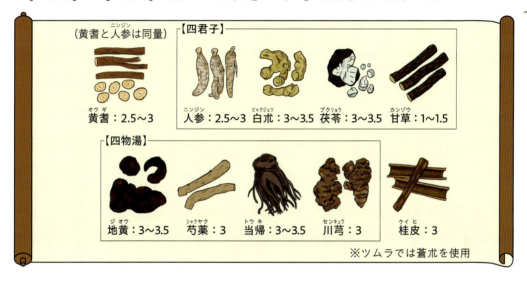

（黄耆と人参は同量）
【四君子】
オウギ 黄耆：2.5~3
ニンジン 人参：2.5~3
ビャクジュツ 白朮：3~3.5
ブクリョウ 茯苓：3~3.5
カンゾウ 甘草：1~1.5

【四物湯】
ジオウ 地黄：3~3.5
シャクヤク 芍薬：3
トウキ 当帰：3~3.5
センキュウ 川芎：3
ケイヒ 桂皮：3

※ツムラでは蒼朮を使用

【十全大補湯】の構成生薬がやっていること

　【十全大補湯】は参耆剤であり、病後の体力回復に有効な方剤として知られています。【四君子】によって脾気を立て直し、【四物湯】で「血」の巡りを改善します。さらに、〔人参〕と〔黄耆〕が全身の「気」の巡りを促進し、〔桂皮〕が腎気を強化してその動きを加速します。

　この方剤は、臨床では特に悪性腫瘍の術後によく用いられます。この病後の状態を想像すると使い方の幅が広がります。病後、体力と免疫力は低下し、生命力が弱まっている状態です。漢方学的には「肺気」と「腎気」が弱まっています。このため、皮膚の張りがなくなり、髪や爪の艶がなくなったりもろくなったりするなどの所見が見られます。【十全大補湯】は「腎気」を補いながら体の隅々まで「気」や「血」を巡らせることで、

245

髪や爪、皮膚などの末梢組織が満たされ、「肺」も生体の外殻としての機能が果たせるようになります。

　また、【補中益気湯】との違いは〔桂皮〕による「腎気」に対する働きかけがあることです。【補中益気湯】は「脾気」をとにかく増幅させ、散布するのに対して、【十全大補湯】では生命力が弱まっている状態（腎虚）を改善させます。

⬠【十全大補湯】の注意点

　〔地黄〕は脾や胃への負荷があり、下痢や食欲不振を助長する場合があります。

【十全大補湯】の応用使用

- 中耳炎を繰り返す [1]
- 肛門周囲膿瘍 [2]
- アトピー性皮膚炎 [3]
- 膠原病の末梢冷感 [4]
- 味覚障害 [5]
- 再発性単純疱疹や蜂窩織炎 [6]

古典で見る【十全大補湯】

・十全大補湯は男性および女性の様々な虚弱状態や進行する消耗病態を治療するために用いられます。これには飲食が進まない場合や慢性疾患による消耗、周期的な発熱、気の流れの乱れによる骨や脊椎の痛み、夜間の悪夢や精液漏れ、顔色の悪化、下肢の脱力感、悲しみや考えすぎによる血や気の乱れ、息切れや咳、腹部の張りなどが含まれます。これらの症状はすべて脾と腎の気が弱まることによるものです。十全大補湯の効果は、穏やかで暖かい性質を持ち、熱を帯びることなく体を補います。この方剤は気を養い、精神を育て、脾の働きを活発にし、食欲を増進させ、渇きを止めます。また正気を導き、邪気を退散させ、脾と腎を温める効果があります。十全大補湯の効果は非常に多岐に渡り、一つ一つをすべて述べ上げることはできません。

引用・参考文献

1) 穐吉亮平. 中耳炎を繰り返す. MB ENTONI. 283, 2023, 15-9.
2) 高橋正貴. 肛門周囲膿瘍. 小児内科. 55 (4), 2023, 575.
3) 清水忠道. アトピー性皮膚炎に対する漢方処方. MB Derma. 295, 2020, 16-22.
4) 前田学. 膠原病に対する漢方治療の実際. MB Derma. 295, 2020, 41-8.
5) 小川恵子. 嗅覚・味覚障害の漢方療法. MB ENTONI. 251, 2020, 67-76.
6) 三田哲郎. 帯状疱疹, 再発性単純性疱疹・反復性の蜂窩織炎への皮膚科標準治療を補う漢方治療. MB Derma. 295, 2020, 63-8.

5-Ⅱ 重要性が増す精神領域の漢方
～何を投与したらよいかわからないときの方剤～
【人参養栄湯】ツムラ 108 番

　【人参養栄湯】は、【十全大補湯】と同様に「気」と「血」の両方を補う方剤です。【十全大補湯】を使用する場合より体力が低下しており、精神不安もある状態に用います。

【人参養栄湯】の構成生薬

【人参養栄湯】＝【十全大補湯】－〔川芎〕＋〔遠志〕〔五味子〕〔陳皮〕

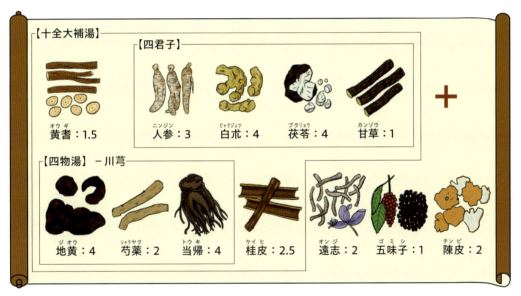

　【人参養栄湯】は参耆剤であり、【四君子】と【四物湯】と〔桂皮〕を合わせた【十全大補湯】から〔川芎〕を抜いて、〔遠志〕〔五味子〕〔陳皮〕を加えた方剤です。上記で【十全大補湯】よりも状態が悪いときに使用することを述べましたが、〔川芎〕を抜いたのはこのためです。〔川芎〕は「血」を上方まで巡らせる力が強い方剤ですが、「血」を巡らすときに「心」に負荷をかけます。【人参養栄湯】は『和剤局方』という漢方書に出典されており、その条文を見ると慢性心不全から肺水腫を起こしているような状態に対して用いられています。そのような状態で「心」に負担がかかる〔川芎〕は状態を悪化させる要因となるため、わざわざ抜かれているのです。

　これに対し、〔遠志〕〔五味子〕〔陳皮〕が加えられています。〔遠志〕は精神安定作用があり、〔五味子〕は「気」を補いながら「陰」を保つ効果があります。〔陳皮〕は消化

機能を助け、「気」の巡りを良くする役割を持ちます。このようにして、【人参養栄湯】は全体的な体力を回復させると同時に、精神的な安定をもたらす効果も発揮します。

【人参養栄湯】（条文意訳）

疲労の蓄積・精気の消耗の状態のため、四肢が重く、息を吸うと息切れし、体を動かすと喘鳴する

尿が出し渋り、筋肉が強ばり痛み、心臓がすぐに不整脈を起こす

このような状況に嘆き絶望し、寝ていることが多く、死を待つばかり

慢性心不全・循環不全で肺水腫も来している状態が【人参養栄湯】証

【人参養栄湯】の構成生薬がやっていること

　【人参養栄湯】は、「心」の機能が弱り、その結果、「気」と「血」の巡りが悪い状態に使用される方剤です。この方剤は【十全大補湯】よりもさらに体力が低下している状況に使用されます。そのため「心」にできるだけ負担をかけないように【四物湯】から「血」の推進力が強く「心」に負担をかける〔川芎〕を抜き、「血」は補充する〔地黄〕〔芍薬〕〔当帰〕を残しています。これにより「血」の巡りを助け、「心」機能を助けます。加えて、【四君子】によってエネルギー産生元である「脾」を助け、〔桂皮〕が「腎気」を高め、全身に「気」を巡らします。そのうえで「心」と「肺」をさらに助けにいくのです。

✪〔遠志〕

　心陽を温め、腎気を上げます。心腎不交の特効薬です。心腎の関係性を調節する役割があります。

✪〔五味子〕

　五つの味です。"不思議な味"からジブリ映画『風の谷のナウシカ』に出てきたチコの実を思い出してもらえたらと思います。【小青竜湯】で出てきた腎気を補充する方剤で、滋養強壮の効果があります。つまり、生命力を高めます。

✪〔陳皮〕

　「肺」にある湿とともに「気」を降ろします。

【人参養栄湯】では【十全大補湯】（−〔川芎〕）に〔遠志〕〔五味子〕〔陳皮〕が加わります。〔五味子〕は「腎気」を強化し、〔遠志〕により「心」と「腎」のアンバランスを解消させ、「陰」を巡らせます。原典では【人参養栄湯】は慢性心不全からの肺水腫を想定している方剤です。そのため〔陳皮〕により「肺」にある「水」と「気」を処理するのです。

「気」と「血」が足りない状況を改善しつつ、肺循環と体循環を改善させ、どうにかして心負荷を減らそうとしている方剤といえます。

参耆剤＋【四君子】＋【四物湯】＋〔桂皮〕がベース

〔陳皮〕
肺と脾の「気」を
「水」とともに降ろす

＝

肺循環を改善させ
心負荷を減らす

肺

まさに西洋医学の
心不全の状態

心

〔遠志〕
心腎相交に導く

体循環を改善させ
心負荷を減らす

腎

〔五味子〕
腎を助ける

⬟ 【人参養栄湯】と呼吸の関係

【人参養栄湯】が慢性心不全からの肺水腫を想定していると書きましたが、構成生薬を見ると呼吸を助けるために、「心」と「肺」のサポートのほかに「腎」のサポートをしっかりしていることがわかると思います。これには漢方特有の考えが隠れています。

呼吸とは、大気中の清気を吸い込み、体内の濁気を吐き出す機能です。この呼吸は、西洋医学では肺が行う機能として知られていますが、東洋医学では「肺」と「腎」が一緒に協力して行っていると考えています。「肺」は主に呼気を、「腎」は主に吸気を担当しています。つまり、呼吸は「肺」と「腎」が正常に作用することで行えるのです（詳しくはコラムをご確認ください）。

つまり、この【人参養栄湯】でたされた方剤は、「肺」と「腎」を助けることで呼吸をも助けていると言えます。

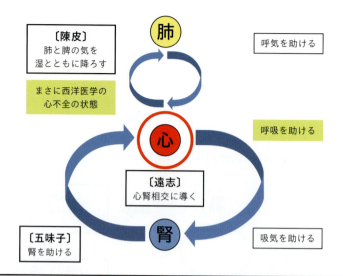

【人参養栄湯】の応用使用

- 外科手術後[1]
- 心因性咳嗽[2]
- 慢性肺疾患[3]

古典で見る【人参養栄湯】

- この薬は、長期間の過労や虚弱状態に効果があります。四肢が重く、骨や筋肉が痛み、息切れがしやすく、動くと喘息や咳が出て、小便が出にくく、腰や背中が強く痛み、心が虚弱で驚きやすく動悸がする。また喉が乾き唇が渇く、食べ物の味がしない、陰陽の気が衰弱する、悲しみや憂鬱を感じる、横になっている時間が長く、起きることが少ないといった症状に効果があります。これらの症状が長期間続くと、何年もかけて蓄積し、急に悪化すると百日で症状が現れます。徐々に体が痩せ細り、五臓の気が尽きて回復が難しくなります。
- また、この薬は、肺と大腸の両方が虚弱な状態にも効果があります。咳嗽や下痢、喘息や息切れ、嘔吐や痰が絡む症状にも適しています。

引用・参考文献

1) 武田憲子. 小児外科疾患に対する人参養栄湯の使用経験. 日本小児外科学会雑誌. 53 (1), 2017, 220.
2) 河崎文洋ほか. 小児の心因性咳嗽に漢方エキス製剤を合方した1例. 中医臨床. 35 (1), 2014, 70-3.
3) 青木孝夫ほか. RANTES, TNF-αによる肺胞マクロファージ刺激に対する人参養栄湯の抑制効果. アレルギー. 43 (5), 1994, 663-7.

コラム㉖ 呼吸を「肺」と「腎」が司どると考えた漢方の凄さ

　呼吸とは、大気中の清気を吸い込み、体内の濁気を吐き出す機能です。この呼吸は、西洋医学では肺が行う機能として知られていますが、東洋医学では「肺」と「腎」が一緒に協力して行っていると考えています。「肺」は主に呼気を、「腎」が主に吸気を担当しています。つまり、「肺」と「腎」が正常に作用して呼吸することができるのです。

　さてここで西洋医学での呼吸の制御を見てみましょう。

　呼吸は脳と血管にある化学受容器、肺胞にある伸展受容器の3つで制御されていることはご存知かと思います。呼吸を司る呼吸中枢は脳幹の延髄にあります。呼吸が正常に機能しているかどうかは、2つの大きなチェックポイントで監視されています。

　1つ目が大動脈弓と内頸動脈・外頸動脈の分岐ポイントにそれぞれある化学受容器（大動脈小体・頸動脈小体）です。ここに流れる血液中の酸素と二酸化炭素の量を監視し、呼吸中枢である延髄に情報を送るのです。その情報を元に延髄では呼吸リズムを決めます。

　また肺胞にも伸展受容器があります。つまり肺が正常に働いているかどうかをみているのです。肺が何らかの障害を受けた際にはこの伸展受容器が異常を把握し、それが延髄に届けられ、呼吸が調節されます。

　以前のコラム④（p35）で述べたように、腎には脳の機能も一部含まれます。そして、延髄での呼吸調整は吸気が主体で、呼気は能動的です。

　また肺の伸展受容器では肺胞が一定以上伸展するとそれ以上に拡張しないようにする吸気抑制 - 呼気促進反応（Hering-Breuer 反射）が起こります。

　つまりおおざっぱに言ってしまうと、脳（「腎」）は吸気、肺胞（「肺」）は呼気になるのです。

　偶然の一致かも知れませんが、昔の方の観察力・洞察力は凄まじいと思いませんか？

5-Ⅱ
重要性が増す精神領域の漢方 〜何を投与したらよいかわからないときの方剤〜 【人参養栄湯】ツムラ108番

251

索引

い

医王湯 ······················ 157
陰 ························· 24
陰の臓 ····················· 37
陰陽 ···················· 15, 24
陰を作るもの ················· 92
陰を補充するもの ·············· 92

う

温胆湯 ····················· 154

え

営衛調和 ················· 55, 131
営気 ······················ 23
衛気 ······················ 23
越婢加朮湯 ·················· 86
越婢加朮湯と葛根湯加川芎辛夷 ····· 132
越婢加朮湯の構成生薬 ··········· 86
エフェドリン ················· 77

お

黄耆 ··········· 158, 224, 242, 245, 247
黄芩··120, 123, 127, 133, 146, 151, 202, 207, 215
黄柏 ····················· 242
黄蓮 ···················· 151, 155
大杉製薬 ···················· 47
瘀血 ····················· 174
表と裏 ····················· 45
温煦作用 ···················· 18
遠志 ··················· 224, 247
温病 ····················· 95

か

風邪のひき始め ··············· 65
葛根 ·················· 64, 89, 131
葛根湯 ················· 64, 67, 77
葛根湯加川芎辛夷 ·············· 131
葛根湯加川芎辛夷の構成生薬 ······ 131
葛根湯の構成生薬 ·············· 64
花粉症 ····················· 76
加味帰脾湯 ·················· 223
加味帰脾湯の構成生薬 ··········· 224

加味逍遙散 ·············· 193, 210, 213
加味逍遙散の構成生薬 ··········· 211
栝楼根 ····················· 207
栝楼仁 ····················· 152
肝 ···················· 25, 35, 78
乾姜 ············· 70, 106, 109, 207, 242
感染症治療 ·················· 128
甘草·····53, 60, 64, 69, 78, 81, 86, 89, 92, 96, 99,
　　102, 104, 106, 109, 119, 123, 127, 131, 141, 146,
　　148, 151, 155, 158, 162, 165, 178, 181, 186, 190,
　　199, 207, 211, 218, 221, 224, 231, 245, 247
甘草の上限量 ················ 101
神田橋処方 ·················· 103
肝のフォロー ················· 116
甘麦大棗湯 ·················· 181
甘麦大棗湯の構成生薬 ··········· 181
漢方のメーカー ················ 46

き

気 ····················· 15, 18
気化作用 ···················· 18
気管支炎 ··················· 137
桔梗 ················ 81, 84, 89, 127, 155
桔梗湯 ····················· 81
桔梗湯の構成生薬 ·············· 81
気血水 ····················· 117
枳実 ··············· 84, 89, 155, 199, 202
気の移動 ···················· 20
気の巡り ··················· 144
気の役割 ···················· 19
杏仁 ·················· 60, 141, 148
鏡面舌 ····················· 173
虚証 ······················ 68

く

クラシエ ···················· 46

け

桂枝加芍薬湯 ················ 102
桂枝加芍薬湯との違い ··········· 104
桂枝加芍薬湯の構成生薬 ········· 102
桂枝加竜骨牡蛎湯 ··········· 196, 218
桂枝加竜骨牡蛎湯と柴胡加竜骨牡蛎湯の

使い分け・・・・・・・・・・・・・・・・・・・・・・218
桂枝加竜骨牡蛎湯の構成生薬・・・・・・・・・・・・218
桂枝湯・・・・・・・・・・・・・・51, 67, 102, 131
桂枝湯の構成生薬・・・・・・・・・・・・・・・・・・52
桂枝人参湯・・・・・・・・・・・・・・・・・・・・・109
桂枝人参湯と人参湯との使い分け・・・・・・・・109
桂皮・・・・・・52, 59, 64, 69, 83, 102, 104, 109, 112,
　123, 131, 141, 178, 207, 215, 218, 231, 245, 247
経脈・・・・・・・・・・・・・・・・・・・・・・・・・64
血・・・・・・・・・・・・・・・・・・・・・・21, 25
血の循環・・・・・・・・・・・・・・・・・・・・・・29

こ

膠飴・・・・・・・・・・・・・・・・・・・104, 177
構成生薬数と即効性・・・・・・・・・・・・・・・129
香蘇散・・・・・・・・・・・・・・・・・・・・・・・78
香蘇散の構成生薬・・・・・・・・・・・・・・・・・78
後天の気・・・・・・・・・・・・・・・・・・・・・19
香附子・・・・・・・・・・・・・・・・・・・78, 155
粳米・・・・・・・・・・・・・・・・・・・・92, 96
厚朴・・・・・・・・・・・・・・・・143, 146, 148
五行・・・・・・・・・・・・・・・・・・・・40, 43
五虎湯・・・・・・・・・・・・・・・・・・・・・142
固摂作用・・・・・・・・・・・・・・・・・・・・・18
五臓・・・・・・・・・・・・・・・・・・・・25, 32
小太郎漢方製薬・・・・・・・・・・・・・・・・・・46
五味子・・・・・・・・・・・・・・・・・・・70, 247
五苓散・・・・・・・・・・・・・・・・・・・・・112
五苓散の構成生薬・・・・・・・・・・・・・・・・112

さ

柴葛解肌湯・・・・・・・・・・・・・・・・・・・128
柴陥湯・・・・・・・・・・・・・・・・・・・・・151
柴陥湯の構成生薬・・・・・・・・・・・・・・・・151
柴胡・・・・・120, 123, 127, 146, 148, 151, 155, 158,
　　　186, 190, 199, 202, 207, 211, 215, 224
柴胡加竜骨牡蛎湯・・・・・・・・・・・・・・195, 215
柴胡加竜骨牡蛎湯の構成生薬・・・・・・・・・・215
柴胡桂枝乾姜湯・・・・・・・・・・・・・・195, 206
柴胡桂枝乾姜湯の構成生薬・・・・・・・・・・・207
柴胡桂枝湯・・・・・・・・・・・・・・・・123, 196
柴胡剤・・・・・・・・・・・・・・・・・・175, 192
細辛・・・・・・・・・・・・・・・・・・・・70, 73

柴朴湯・・・・・・・・・・・・・・・・・・・・・146
柴朴湯の構成生薬・・・・・・・・・・・・・・・・146
山梔子・・・・・・・・・・・・・・・・133, 211, 225
山梔子の副作用・・・・・・・・・・・・・・・・・227
三焦・・・・・・・・・・・・・・・・・・・・・・・30
酸棗仁・・・・・・・・・・・・・・・・・・222, 224
酸棗仁湯・・・・・・・・・・・・・・・・・・・・221
酸棗仁湯の構成生薬・・・・・・・・・・・・・・・221
三拗湯・・・・・・・・・・・・・・・63, 140, 148

し

地黄・・・・・・・・・・・・・・・・237, 245, 247
四逆散・・・・・・・・・・・・・・・193, 198, 203
四逆散の構成生薬・・・・・・・・・・・・・・・・199
四君子・・・・・・・・・・・・・・・・・・162, 245
四君子湯・・・・・・・・・・・・・・・・162, 165
四君子湯の構成生薬・・・・・・・・・・・・・・162
実証・・・・・・・・・・・・・・・・・・・・・・・68
四物湯・・・・・・・・・・・・・・・・・・236, 245
四物湯の構成生薬・・・・・・・・・・・・・・・・237
邪・・・・・・・・・・・・・・・・・・・・・・・・50
芍薬・・・・・・53, 64, 69, 83, 99, 102, 104, 123, 131,
　178, 199, 202, 211, 213, 218, 237, 239, 245, 247
芍薬甘草湯・・・・・・・・・・・・・・・・99, 102
芍薬甘草湯の構成生薬・・・・・・・・・・・・・・99
十全大補湯・・・・・・・・・・・・・・・・245, 247
十全大補湯の構成生薬・・・・・・・・・・・・・245
熟睡障害・・・・・・・・・・・・・・・・・・・・228
需要と供給・・・・・・・・・・・・・・・・・・・15
傷寒・・・・・・・・・・・・・・・・・・・・・・・95
傷寒論系統・・・・・・・・・・・・・・・・・・・192
生姜・・52, 64, 78, 83, 86, 89, 102, 104, 119, 123,
　　127, 131, 143, 146, 151, 155, 158, 163,
　　165, 178, 202, 211, 215, 218, 224, 242
小胸陥湯・・・・・・・・・・・・・・・・・・・・151
小建中湯・・・・・・・・・・・・・・・・・104, 177
小建中湯の構成生薬・・・・・・・・・・・・104, 178
小柴胡湯・・・・・・・119, 123, 146, 151, 155, 203
小柴胡湯加桔梗石膏・・・・・・・・・・・・・・127
小柴胡湯加桔梗石膏と排膿散及湯の使い分け
　　・・・・・・・・・・・・・・・・・・・・・・128
小柴胡湯加桔梗石膏の構成生薬・・・・・・・・・127
小柴胡湯の構成生薬・・・・・・・・・・・・・・119

253

小青竜湯・・・・・・・・・・・・・・・・・・・・・・・・・・・ 69, 77
小青竜湯の構成生薬・・・・・・・・・・・・・・・・・ 69
小児の五臓・・・・・・・・・・・・・・・・・・・・・・・・・ 44
小麦・・・・・・・・・・・・・・・・・・・・・・・・・・・・・・ 181
升麻・・・・・・・・・・・・・・・・・・・・・・・・・・・ 133, 158
逍遥散・・・・・・・・・・・・・・・・・・・・・・・・・・・ 211
食欲を出す生薬・・・・・・・・・・・・・・・・・・・・ 163
心・・・・・・・・・・・・・・・・・・・・・・・・・・ 25, 28, 35
腎・・・・・・・・・・・・・・・・・・・・・・・・ 27, 36, 251
辛夷・・・・・・・・・・・・・・・・・・・・・・・・・・ 131, 133
神曲・・・・・・・・・・・・・・・・・・・・・・・・・・・・・ 242
参蘇飲・・・・・・・・・・・・・・・・・・・・・・・・・・・・ 89
参蘇飲と香蘇散の使い分け・・・・・・・・・・・ 91
参蘇飲の構成生薬・・・・・・・・・・・・・・・・・・ 89
辛夷清肺湯・・・・・・・・・・・・・・・・・・・・・・・ 133
辛夷清肺湯の構成生薬・・・・・・・・・・・・・・ 133
参耆剤・・・・・・・・・・・・・・・・・・・・・・ 157, 242
腎と心・・・・・・・・・・・・・・・・・・・・・・・・・・・・ 28
腎と肺・・・・・・・・・・・・・・・・・・・・・・・・・・・・ 27
神秘湯・・・・・・・・・・・・・・・・・・・・・・・・・・・ 148
神秘湯の構成生薬・・・・・・・・・・・・・・・・・・ 148

す

水・・・・・・・・・・・・・・・・・・・・・・・・・・・・ 15, 21
推動作用・・・・・・・・・・・・・・・・・・・・・・・・・・ 18
水の循環・・・・・・・・・・・・・・・・・・・・・・・・・・ 26
水の巡り・・・・・・・・・・・・・・・・・・・・・・・・・ 144

せ

咳の原因・・・・・・・・・・・・・・・・・・・・・・・・・ 136
石膏・・・・・・・・・・・・・・・・ 86, 96, 127, 133, 141
舌診・・・・・・・・・・・・・・・・・・・・・・・・・・・・・ 172
川芎・・・・・・・・・・ 131, 186, 190, 221, 237, 239, 245
前胡・・・・・・・・・・・・・・・・・・・・・・・・・・・・・・ 89
先天の気・・・・・・・・・・・・・・・・・・・・・・・・・・ 19

そ

相剋の関係・・・・・・・・・・・・・・・・・・・・・・・・ 42
蒼朮・・・・・・・ 87, 110, 112, 162, 165, 224, 231, 242
相生の関係・・・・・・・・・・・・・・・・・・・・・・・・ 42
蘇葉・・・・・・・・・・・・・・・・・ 79, 89, 144, 146, 148

た

大黄・・・・・・・・・・・・・・・・・・・・・・・・ 202, 215
大柴胡湯・・・・・・・・・・・・・・・・・・・・・・・・・ 194
大柴胡湯と小柴胡湯・・・・・・・・・・・・・・・・ 201
大柴胡湯の構成生薬・・・・・・・・・・・・・・・・ 202
大棗・・・・・・ 52, 64, 83, 86, 89, 92, 102, 104, 119,
　　　　　　123, 127, 131, 146, 151, 158, 162,
　　　　　　165, 178, 181, 202, 215, 218, 224
太陽膀胱経・・・・・・・・・・・・・・・・・・・・・ 64, 113
沢瀉・・・・・・・・・・・・・・・・・・・・・・ 112, 239, 242

ち

竹筎・・・・・・・・・・・・・・・・・・・・・・・・・・・・・ 155
竹筎温胆湯・・・・・・・・・・・・・・・・・・・・・・・ 153
竹筎温胆湯の構成生薬・・・・・・・・・・・・・・ 155
地図状舌・・・・・・・・・・・・・・・・・・・・・・・・・ 173
知母・・・・・・・・・・・・・・・・・・・・・ 96, 133, 222
中途覚醒・・・・・・・・・・・・・・・・・・・・・・・・・ 228
釣藤鈎・・・・・・・・・・・・・・・・・・・・・・・ 186, 190
猪苓・・・・・・・・・・・・・・・・・・・・・・・・・・・・・ 112
陳皮・・・・・・ 79, 89, 148, 153, 155, 158, 165, 189,
　　　　　　　　　　　　　　　　　　　　242, 247

つ

ツムラ・・・・・・・・・・・・・・・・・・・・・・・・・・・・ 46

て

天麻・・・・・・・・・・・・・・・・・・・・・・・・・・・・・ 242

と

当帰・・158, 186, 190, 211, 224, 237, 239, 245, 247
当帰芍薬散・・・・・・・・・・・・・・・・・・・・・・・ 239
当帰芍薬散の構成生薬・・・・・・・・・・・・・・ 239
東洋薬行・・・・・・・・・・・・・・・・・・・・・・・・・・ 47

に

二陳湯・・・・・・・・・・・・・・・・・・・・・・ 153, 155
入眠障害・・・・・・・・・・・・・・・・・・・・・・・・・ 228
人参・・・ 89, 92, 96, 106, 109, 119, 123, 127, 146,
　　　　　151, 155, 158, 162, 165, 215, 224, 242,
　　　　　　　　　　　　　　　　　　245, 247
人参湯・・・・・・・・・・・・・・・・・・・・・・・・・・・ 106

254

人参湯と四君子湯 ································· 108
人参湯と六君子湯の違い ·················· 167
人参養栄湯······································· 247
人参養栄湯と呼吸 ··························· 249
人参養栄湯の構成生薬······················ 247

の

のど飴 ··· 126

は

肺 ······················· 26, 29, 36, 136, 251
排膿散及湯································ 83, 126
排膿散及湯の構成生薬 ······················ 83
麦芽 ··· 242
白苔 ··· 172
麦門冬 ······························ 92, 133, 155
麦門冬湯 ··· 92
麦門冬湯の構成生薬 ··························· 92
薄荷·· 211
パニック発作 ··································· 229
半夏··· 69, 89, 92, 119, 123, 127, 143, 146, 151,
　　　　153, 155, 165, 190, 202, 215, 242
半夏厚朴湯······························ 143, 146
半夏厚朴湯の構成生薬······················ 143
半夏白朮天麻湯 ······························· 242
半夏白朮天麻湯の構成生薬 ··············· 242

ひ

脾 ··· 35, 117
脾気 ··· 58
百合 ··· 133
白朮······ 87, 106, 110, 112, 158, 162, 165, 186,
　　　　190, 211, 224, 231, 239, 242, 245, 247
白虎加人参湯 ····································· 95
枇杷葉 ··· 133

ふ

腹診·· 174
茯苓··89, 112, 143, 146, 155, 162, 165, 186, 190,
　　　　211, 215, 221, 224, 231, 239, 242, 245, 247
附子··· 73

ほ

防御作用 ··· 18
母子同服 ··································· 185, 188
牡丹皮 ······································ 211, 224
補中益気湯························· 157, 161, 223
補中益気湯の構成生薬······················ 158
牡蛎·································· 207, 215, 218
奔豚·· 229

ま

麻黄······· 59, 64, 69, 73, 75, 86, 131, 141, 148
麻黄湯 ·· 59, 67
麻黄湯の構成生薬 ····························· 59
麻黄附子細辛湯····························· 73, 77
麻黄附子細辛湯の構成生薬 ·················· 73
麻杏甘石湯······································· 140
麻杏甘石湯の構成生薬······················ 141

も

木香·· 224

よ

陽の臓 ··· 37
抑肝散······································ 185, 192
抑肝散加陳皮半夏 ··························· 190
抑肝散加陳皮半夏の構成生薬 ············ 190
抑肝散系統······································· 192
抑肝散の使い分け ··························· 188

り

六君子湯 ··· 165
六君子湯と補中益気湯の違い ············· 167
六君子湯の構成生薬 ························· 165
竜眼肉 ··· 224
竜骨 ·· 215, 218
苓桂甘棗湯 ······································· 231
苓桂朮甘湯································ 229, 231
苓桂朮甘湯の構成生薬······················ 231
苓桂味甘湯 ······································· 231

れ

連珠飲 ··· 236

2010年3月	信州大学医学部卒業
2012年4月	東北大学医学部小児科へ入局 小児科研修プログラム in MIYAGI で仙台市立病院、仙台赤十字病院、宮城県立こども病院、東北大学病院にて研修
2016年4月	八戸市民病院小児科
2017年4月	東北大学大学院医学系研究科小児病態学分野で乳幼児期発症の難治性下痢症と遺伝子解析の研究にて学位を取得
2019年4月より現職	

　漢方は日本で生まれた伝統医学で、日本の風土と日本人の体質に合わせて作られた医療です。勉強しづらい学問ではありますが、漢方を学ぶことで皆さまの診療の幅が確実に広がるものと思っております。

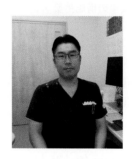

絶対に知っておいてほしい　こどもに対する漢方薬のチカラ
ー意図を持った処方が最適な一手に結び付く！

2024年9月20日発行　第1版第1刷

著　者	内田　崇
発行者	長谷川　翔
発行所	株式会社メディカ出版 〒532-8588 大阪市淀川区宮原3-4-30 ニッセイ新大阪ビル16F https://www.medica.co.jp/
編集担当	渡邊亜希子
装　幀	市川　竜
イラスト	吉泉ゆう子
組　版	株式会社明昌堂
印刷・製本	株式会社シナノ パブリッシング プレス

© Takashi UCHIDA, 2024

本書の複製権・翻訳権・翻案権・上映権・譲渡権・公衆送信権（送信可能化権を含む）は、（株）メディカ出版が保有します。

ISBN978-4-8404-8531-9　　　　　　　　　　　　　　　Printed and bound in Japan

当社出版物に関する各種お問い合わせ先（受付時間：平日9：00～17：00）
　●編集内容については、編集局 06-6398-5048
　●ご注文・不良品（乱丁・落丁）については、お客様センター 0120-276-115